中医方药笔记

明亮　编著

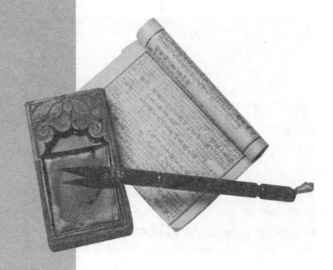

学苑出版社

图书在版编目（CIP）数据

中医方药笔记/明亮编著．—北京：学苑出版社，2021.4

ISBN 978 - 7 - 5077 - 6165 - 8

Ⅰ.①中…　Ⅱ.①明…　Ⅲ.①方剂学　Ⅳ.①R289

中国版本图书馆 CIP 数据核字（2021）第 072750 号

责任编辑：高　赫

出版发行：学苑出版社

社　　址：北京市丰台区南方庄 2 号院 1 号楼

邮政编码：100079

网　　址：www.book001.com

电子邮箱：xueyuanpress@163.com

销售电话：010 - 67601101（销售部）、010 - 67603091（总编室）

印　刷　厂：北京兰星球彩色印刷有限公司

开本尺寸：880mm×1230mm　1/32

印　　张：8

字　　数：179 千字

版　　次：2021 年 4 月第 1 版

印　　次：2021 年 5 月第 1 次印刷

定　　价：38.00 元

内容简介/

　　中医学是理、法、方、药的完美结合体，辨证论治是中医临床治病的特色。夯实中医基础，提升中医临证水平，提高中医临床疗效，需要在理、法、方、药和辨证论治上深下苦功。在中医临床中，喻嘉言主张先议病，后议药。说理不清，病因未求，辨证不明，勉强处方，临床罕见疗效。然而，临床过程中有病因明确、辨证准确，但临床疗效欠佳的情况出现，这是因为医生不明药性，不知配伍，处方用药不能与病情丝丝入扣。病重药轻，攻之不克；病轻药重，诛伐无过。做好中医方药论治工作，首先需要多记本草、汤头，掌握方药的临证选择，并探求方药的配伍规律，从而达到方与药的融会贯通。方剂与中药是不可分离的：方中学药而药效愈明，加减化裁心中明了；药中学伍而组方愈精，临证处方随手拈来。

　　本书分为三大章节，第一章为"方剂笔记"，第二章为"中药笔记"，第三章为《内经》及各家著作中与方药有密切关联的节选，其中各家节选按时间先后排序。先讲方剂，再讲中药，体现中医选方用药的临床思维。前两章是本书的核心，也是本书阐述的重点，第三章是前两章的理论升华。正文中存在一些需要解释说明之处，尤以第三章为甚，由于需注解之点有单字、有整句，疏密不一，且注解文字体量较大，故仿照古籍采用随文注的方式，以小号仿宋字体与正文进行区分。

　　本书的内容以全国高等中医药院校五版《方剂学》

《中药学》教材为蓝本，并参考了三十余本中医方面的书籍。"方剂笔记"中所选方剂，剂量均沿用原书写法，读者可自行换算，原书中未载剂量者，本书也不予妄加。本书以临床运用为导向，萃取精华，内容精实，可作为全面掌握教材的辅佐。为了方便方药的记忆，笔者改编、自编了大量歌诀，可作为读者记忆的参考。"中药笔记"部分歌诀包含教材中该类下的大多数中药，为方便记忆而编入歌诀，但有些药于临床中应用较少，故其特性不予详细说明。本书适合不同层次的中医专业人士阅读。

最后，限于本人的水平，难免会出现表述不严谨、不准确之处，恭请高明指正为幸。

明亮
2021 年 2 月

目录/

第一章　方剂笔记

第一节　解表剂

一、桂枝汤

组成：桂枝三两　芍药三两　姜三两　枣二十枚　炙草二两

用法：覆令微汗，服药已，更啜稀粥。

适应证：太阳中风证；表证误治未解或下后其气上冲，或发汗后脉洪大而不烦渴；阳明病脉迟，汗出多，微恶寒，表未解；营卫失调而见时发热，自汗出者；头痛有热，不大便六七日，脉浮而小便色白。

禁忌证：无汗不得服桂枝；桂枝下咽，阳盛则毙，谓阳邪去表入里故也。

特点：柯琴：桂枝汤为仲景群方之魁，乃滋阴和阳、调和营卫、解肌发汗之总方也。徐彬：桂枝汤，外证得之，为解肌和营卫；内证得之，为化气和阴阳。《活人书》：桂枝汤虽为太阳解肌轻剂，实为理脾救肺之药也。

加减：李东垣：以桂枝易肉桂，治感寒腹痛之神药；如中热腹痛去桂枝，加黄芩。

选方：三阳经又有阴阳表里之分：太阳以热在皮肤，头痛项强，在经为表，麻黄汤、桂枝汤、九味羌活汤；以脉浮、小便不利、微热消渴，为热入膀胱，在腑为里，五苓散。阳明以热在肌肉，目痛不眠，在经为表，葛根解肌汤；以口渴背寒，为热渐入里，白虎加人参汤。若自汗狂谵，热入胃腑，为全在里，三承气汤。少阳以胸胁之间为半表半里，表多小柴胡汤，里多热盛者黄芩汤。

类方：去芍药、姜、枣，名桂枝甘草汤，治发汗过多，叉手自冒心，心下悸，欲得按者。

加附子，名桂枝加附子汤，治太阳病发汗，遂漏不止，恶风，小便难，四肢微急，难以屈伸者。

加桂枝或肉桂，名桂枝加桂汤，治奔豚气，因烧针发汗，针处受寒，核起而赤，气从少腹上冲心者。

加芍药、生姜各一两，人参三两，名桂枝新加汤，治伤寒汗后身痛，脉沉迟者。

去芍药，名桂枝去芍药汤，治太阳病，下之后，脉促无力，胸满胸闷者。

去芍药，加附子，名桂枝去芍药加附子汤，治桂枝去芍药汤证，若微畏寒者。桂枝去芍药加附子汤中加大桂枝、附子用量，名桂枝附子汤，治卫表风湿，伤寒八九日，风湿相搏，身体痛烦，不能自转侧，不呕不渴，脉浮虚而涩者。桂枝附子汤去桂，加白术，名白术附子汤，治肌肉风湿，桂枝附子汤证，若大便硬，小便自利者。白术附子汤去姜枣，加桂枝，名甘草附子汤，治关节风湿，风湿相搏，骨节烦痛，掣痛，不得屈伸，近之则痛剧，汗出短气，小便不利，恶风不欲去衣，或身微肿者。

再加芍药，名桂枝加芍药汤，治太阳病误下，腹满时痛者。

加大黄，再加白芍，名桂枝加大黄汤，治桂枝加芍药汤证，大实痛者，或腹中寒热不调而大痛者（先食热物，后食寒物，二者不调而令大痛）。太阴为病，其人续自便利，设当行大黄，芍药者，宜减之，以其人胃气弱，易动故也。

去桂，加茯苓、白术，名桂枝去桂加茯苓白术汤，治服桂枝汤，或下之，仍头项强痛，翕翕发热，无汗，心下满微痛，小便不利。

加厚朴、杏仁，名桂枝加厚朴杏子汤，治素体喘病，而外感风寒者，亦治表证误下未解而微喘者。

去芍药、生姜，加茯苓，名苓桂甘枣汤，治汗后脐下悸，欲作奔豚。

合麻黄汤，名桂麻各半汤，治太阳病得之八九日，如疟状，发热恶寒，热多寒少，不呕不渴，清便欲自可，一日二三度发，面色反有热色者，未欲解也，以其不能得小汗出，身必痒者。风寒两感之轻剂，不比大青龙之峻险。

本方二份合麻黄汤一份，名桂枝二麻黄一汤，治服桂枝汤，大汗出，脉洪大者，与桂枝汤如前法，若形如疟，日再发者。

本方二份合越婢汤一份，名桂枝二越婢一汤，治太阳病日久不解，发热恶寒，热多寒少，而脉由紧变弱，寒欲化热者。

倍芍药，加饴糖，名小建中汤。伤寒，阳脉涩，阴脉弦，当腹中急痛，先与小建中汤，不差者，与小柴胡汤主之。又治伤寒，心中悸而烦者；又治虚劳里急，悸衄，腹中痛，梦失精，四肢酸痛，手足烦热，咽干口燥者。卫为阳，不足者益之，必以辛；荣为阴，不足者补之，必以甘；辛甘相合，脾胃健而荣卫通。《医方考》：小建中汤宜用肉桂，枝则味薄，故用之以解肌，桂则味厚，故用之以建中也。

倍芍药，加饴糖、黄芪，名黄芪建中汤，治虚劳里急，诸不足（气血阴阳俱不足）。

倍芍药，加黄芪，名桂枝加黄芪汤，治黄汗，与芪芍桂酒汤治黄汗用药相近。

倍芍药，加饴糖、当归，名当归建中汤，治妇人产后虚羸不足，腹中痛引腰背，小腹拘急。

去甘草，加黄芪，名桂枝五物汤，治肌肤麻木不仁之血痹。

加瓜蒌根，名瓜蒌桂枝汤，治太阳病，其证备，身体强几几，脉反沉迟者，此为痉。

加葛根，名桂枝加葛根汤，治太阳病，项背强几几，反汗出恶风者。

加葛根、麻黄，名葛根汤，治太阳病，项背强几几，无汗，恶风者；又治太阳与阳明合病，必自下利者；又治太阳病，无汗而小便反少，气上冲胸，口噤不得语，欲作刚痉者。

加龙骨、牡蛎，名桂枝加龙骨牡蛎汤，治男子失精，女子梦交，或各种汗证。

去白芍、姜、枣，加龙骨、牡蛎，名桂枝甘草加龙骨牡蛎汤，治火逆下之，因烧针烦躁者心阳虚。

去芍药，加蜀漆、龙骨、牡蛎，名桂枝去芍药加蜀漆牡蛎龙骨救逆汤，治伤寒脉浮，医以火迫劫之，亡阳，必惊狂，起卧不安者。

合小承气汤，去白芍，名厚朴七物汤，治外感表证未罢，里实已成。

加人参、黄芪、附子、川芎、细辛、防风、羌活，名再造散再造散含桂枝汤，参芪附芎细防羌，治素体阳虚，外感风寒者。

二、麻黄汤

组成：麻黄三两　桂枝二两　炙甘草一两　杏仁七十个

用法：温覆取微汗，不须啜粥，汗出多者，温粉扑之。

适应证：太阳伤寒证；太阳伤寒，失于发汗，鼻衄者；太阳阳明合病，不大便，气喘胸满而表证偏重者；阳明病脉浮，无汗而喘者。

禁忌证：阴虚咽喉干燥者；阴虚有热的淋家；营血不足的疮家；阴血不足的衄家；各种失血者；平素多汗者；脾胃虚寒者；尺中脉微或尺中脉迟者。温病断不可用。

特点：柯琴：此为开表逐邪发汗之峻剂也。然此为纯阳之剂，过于发散，如单刀直入之将，用此却当一战成功，不去则不戢而召祸，故可一不可再。《活人书》：麻黄汤虽为太阳发汗重剂，实散肺经火郁之药。

伤寒伤风辨：伤寒郁而后能发热，伤风即能发热；伤寒无汗，伤风有汗；伤寒无涕，伤风有涕；伤寒手足微厥，伤风手足背皆温；伤寒脉紧，伤风脉缓。

类方：去桂枝，加石膏，名麻杏石甘汤，治发汗后，不可更行桂枝汤，汗出而喘，表无大热者；或温疟，先热后寒者。若脉浮弱沉紧，沉细恶寒，自汗出而不渴者，禁用。

加白术，名麻黄加术汤，治湿家身体烦痛者风湿表实重证。

去桂枝、杏仁，加附子，名麻黄附子汤，治脉沉虚胀，为水气，属少阴，发其汗即止。药味相同，减少麻黄用量，名麻黄附子甘草汤。少阴病，得之二三日，麻黄附子甘草汤微发汗，以二三日无里证，故微发汗也。

去桂枝、杏仁，名甘草麻黄汤。里水，越婢加术汤主之，甘草麻黄汤亦主之。

去桂枝，名三拗汤，治感冒风寒，咳嗽鼻塞。去桂枝，又名还魂汤，救猝死、客忤死。三拗汤加陈皮、苏子、桑白皮、赤茯苓，名华盖散华盖三拗陈，苏子桑白苓，治风寒犯肺，咳嗽上气，痰气不利。

去桂枝，加薏苡仁，名麻杏苡甘汤，能解表祛湿，治风湿一身尽疼，发热，日晡所剧者风湿表实轻证。

加石膏、姜、枣，加大麻黄用量，名大青龙汤，能化胸中之热气而为汗，治风寒外感，脉浮紧，身疼痛，不汗出而烦躁者外寒内热而水气不甚；或不汗出而身不疼但重，乍有轻时，无少阴证者；或溢饮。

去杏仁，加干姜、芍药、细辛、半夏、五味子，名小青龙汤姜桂麻黄芍药甘，细辛半夏兼五味，能化心下之水气而为汗，治伤寒表不解，心下有水气，干呕发热而咳外寒内饮，或溢饮。小青龙汤加石膏，名小青龙加石膏汤，治咳而上气，烦躁而喘。小青龙汤去桂枝、白芍、生姜，加干姜、射干、紫菀、款冬花，名射干麻黄汤，治咳而上气，喉中水鸡声。小青龙汤去桂枝、芍药、甘草，加厚朴、杏仁、石膏、小麦，名厚朴麻黄汤，《千金》谓其治咳而大逆上气，胸满，喉中不利，如水鸡声，其脉浮者。

三、人参败毒散

组成： 人参　羌活　独活　川芎　柴胡　前胡　枳壳　桔梗　茯苓各一两　甘草半两　薄荷　生姜

记忆： 人参败毒羌独芎，柴前枳桔苓草从；气虚外感风寒湿，煎加薄姜有奇功。

适应证： 治虚人外感风寒湿邪，亦治外邪陷里而成痢疾者。执泥此方以治温病，恒恐误人。

特点：培其正气，败其邪毒，故曰败毒。

类方：加大黄、芒硝，名硝黄败毒散，治热毒壅积、口舌生疮、牙龈肿痛、疮疡热毒等症。

去人参，加银花、连翘，名连翘败毒散，治疮毒焮热不消。

去人参、生姜、薄荷，加荆芥、防风，名荆防败毒散，治疮肿初起，亦治外感风寒湿邪。

四、九味羌活汤

组成：羌活　防风　苍术各一钱半　细辛五分　白芷　川芎　甘草　黄芩　生地黄各一钱

记忆：九味羌活防风苍，辛芷芎草芩地黄；发汗祛湿兼清热，分经论治变通良。

适应证：治外感风寒湿邪，兼口苦而渴者。

特点：《此事难知》：经云有汗不得服麻黄，无汗不得服桂枝，若差则其变不可胜数，故立此法，使不犯三阳禁忌，为解利神方。以上九味，虽为一方，然亦不可执，当视其经络前后左右之不同，从其多少大小轻重之不一，增损用之，其效如神。《医宗金鉴》：为四时发散之通剂。

类方：九味羌活汤，去防风、芩、地黄，加藁本、生姜、葱白，名《和剂局方》神术散，治外感风寒湿邪，头身疼痛，大便泄泻。

五、香薷饮

组成：香薷一斤　厚朴　扁豆各半斤

适应证：夏月乘凉饮冷，外感于寒，内伤于湿之证。

禁忌证：李士材：香薷乃夏月发汗之药，其性温热，只宜于中暑之人，若中热之人误服之，反成大害。李时珍：

香薷乃夏月解表之药，犹冬月之用麻黄，气虚者尤不可多服，今人谓能解暑，概用代茶，误矣。

类方：去扁豆，加扁豆花、银花、连翘，名新加香薷饮，药性偏凉，治湿温兼湿，临证当有口渴面赤，与香薷饮药性偏温，治暑令感寒挟湿之证区别之。

加黄连，名四味香薷饮，治一切感冒暑气，皮肤蒸热，头痛头重，自汗肢倦，或烦渴，或吐泻。

去扁豆，加黄连，为黄连香薷饮，可使外暑内热一齐汗解。

加茯苓、甘草，名五物香薷饮，治阴暑湿盛泄泻者。

加茯苓、木瓜、甘草，名六味香薷饮，治阴暑泄泻、腿肚转筋者。

加羌活、防风，名羌防香薷饮，治中暑兼中风，僵仆抽搐。

加葛根，名香薷葛根汤，治夏月伤暑泄泻。

合异功散，加木瓜、黄芪，为十味香薷饮，治暑湿内伤，头重吐利，身倦神疲者。

合香苏饮香附、苏叶、陈皮、炙草，加木瓜、苍术，名二香散，治外感内伤，身热腹胀。

六、小续命汤

组成：桂枝　白芍　川芎　麻黄　人参各八分　附子四分　黄芩八分　防风一钱二分　杏仁八分　防己八分　生姜　大枣　甘草八分

记忆：小续命汤桂芍芎，麻黄参附芩防风，杏仁防己姜枣草，六经风中此方通。

适应证：治外风侵袭之中风。必实见有寒象而后可加人参、附子、桂枝，然尤宜于西北人，若东南人则当详审，勿轻试。

七、羌活胜湿汤

组成： 羌活一钱　川芎二分　藁本　炙甘草各五分　蔓荆子三分　独活一钱　防风五分

记忆： 羌活胜湿芎，本草蔓独风。

适应证： 治风湿在表，头重身痛之证。

八、川芎茶调散

组成： 川芎四两　细茶　细辛各一两　羌活　白芷各二两　薄荷八两　甘草二两　防风一两半　荆芥四两

记忆： 川芎茶调细辛，羌芷薄草防荆。

适应证： 治外感风邪头痛。

类方： 川芎茶调散，加菊花、僵蚕，名菊花茶调散，治外感风热头痛。

九、香苏散

组成： 香附　苏叶各四两　陈皮二两　炙甘草一两

适应证： 治四肢瘟疫伤寒。

类方： 加荆芥、防风、秦艽、羌活、蔓荆子、川芎荆防艽羌蔓川芎，名加味香苏散，药稳而效，亦医门之良法也。治素体腠理疏松，而外感表寒轻证者。

去甘草，加乌药、干姜，名正气天香散，治肝郁气滞气逆，胸胁刺痛，月经不调及乳房胀痛。

十、柴葛解肌汤《伤寒六书》

组成： 黄芩　柴胡　葛根　桔梗　生姜　甘草　大枣白芍　白芷　羌活

记忆：黄芩柴葛解肌汤，桔姜草枣芍芷羌。

适应证：治风寒郁于肌腠化热，邪入阳明经表证。

加减：《杀车槌法》：加石膏二钱，煎之热服。本证无汗，恶寒甚者，去黄芩，加麻黄；冬月宜加，春宜少，夏月去之加苏叶。

十一、程氏柴葛解肌汤 《医学心悟》

组成：柴胡一钱二分　葛根一钱五分　生地二钱　芍药一钱　丹皮　黄芩各一钱五分　知母　贝母各一钱　甘草五分

特点：重在清气血分之热，与上条陶氏柴葛解肌汤重在解肌相区别。

十二、藿香正气散

组成：藿香三两　白术　厚朴　陈皮各二两　炙甘草二两半　半夏曲二两　茯苓　紫苏各一两　桔梗二两　白芷　大腹皮各一两　大枣　生姜

记忆：藿香正气平陈汤，苏桔白芷腹枣姜。

适应证：治外感风寒，内伤湿滞证，对暑月感寒伤湿，脾胃失和者最宜。

十三、银翘散

组成：银花一两　连翘一两　薄荷六钱　牛蒡子六钱　竹叶四钱　桔梗六钱　甘草五钱　荆芥穗四钱　淡豆豉五钱　芦根

记忆：辛凉平剂银翘散，薄荷牛蒡竹桔甘；少量荆豉透表邪，温病初起芦根煎。

适应证：解表清热力强，治温病初起，头痛咽痛等症。

十四、桑菊饮

组成：桑叶二钱五分 菊花一钱 薄荷八分 连翘一钱五分 芦根二钱 甘草八分 桔梗二钱 杏仁二钱

记忆：辛凉轻剂桑菊饮，薄翘芦根甘桔杏；疏风清热宣肃肺，风温咳嗽轻证应。

适应证：肃肺止咳力大，治风温初起，但咳之证。

十五、三仁汤

组成：杏仁五钱 白蔻仁二钱 薏苡仁六钱 竹叶二钱 厚朴二钱 通草二钱 滑石六钱 半夏五钱

记忆：三仁抱竹杆，朴通滑夏来。

适应证：治湿温初起，湿重热轻者。

十六、藿朴夏苓汤

组成：赤苓三钱 猪苓钱半 泽泻钱半 杏仁三钱 白豆蔻六分 薏苡仁六分 厚朴一钱 半夏钱半 藿香二钱 淡豆豉三钱

记忆：四苓汤去白术，合三仁汤去竹、通、滑，加藿香、淡豆豉。

适应证：治湿温初起，表证明显者。

十七、参苏饮

组成：人参 苏叶 葛根 前胡各七钱半 大枣一枚 生姜七片 枳壳 桔梗各五钱 半夏七钱半 陈皮五钱 茯苓七钱半 甘草 木香各五钱

记忆：参苏葛前枣姜，枳桔二陈汤木香。

适应证：治老幼体弱，内有痰湿，外感风寒之证。

类方：合四物汤，名茯苓补心汤，治气血两虚，及新产之后虚损吐血，感冒伤风咳嗽。

去人参、葛根、木香，加杏仁，名杏苏散，治外感凉燥。

去人参，加川芎，以前胡易柴胡，名芎苏饮，治头痛气实有火者。喘咳者，加杏仁以降气，桑白皮以泻肺。

十八、桑杏汤

组成：桑叶一钱　杏仁一钱半　栀子　淡豆豉各一钱　沙参二钱　浙贝　梨皮各一钱

记忆：桑杏栀豉，沙贝梨皮。

适应证：温燥袭肺轻证。

十九、加减葳蕤汤

组成：玉竹二三钱　白薇五分一钱　炙甘草五分　葱白二至三钱　淡豆豉三四钱　薄荷一钱至钱半　桔梗一钱至钱半　大枣二枚

记忆：加减葳蕤薇草，葱豉薄荷桔枣。

适应证：治素体阴虚，外感风热者。

二十、玉屏风散

组成：黄芪一两　白术二两　防风一两

适应证：治表虚自汗，易感风寒之证。

二十一、生脉散

组成：人参五分　麦冬五分　五味子七粒

适应证：治暑热汗多，耗气伤津，及久咳肺虚，气阴两伤。伤暑之后存其津液，非治暑病。

禁忌： 今人因生脉之名，用治脉微欲绝，阳气将脱之证，误人多矣。

加减： 李东垣：夏月服生脉散，加黄芪、甘草，名生脉保元汤，令人气力涌出；更加当归、白芍，名人参饮子，治气虚喘咳，吐血衄血，亦虚火可补之例也。

第二节　和解剂

一、小柴胡汤

组成： 柴胡半斤　黄芩三两　炙甘草三两　半夏半升　人参三两　生姜三两　大枣十二枚

记忆： 小柴芩草，半参姜枣柴胡剂量以大于人参、甘草一倍以上为宜。

用法： 去滓，再煎。

适应证： 伤寒五六日，中风，口苦，咽干，目眩，往来寒热，胸胁苦满，默默不欲饮食，心烦喜呕，或胸中烦而不呕，或渴，或腹中痛，或胁下痞硬，或心下悸，小便不利，或不渴，身有微热，或咳者；妇人伤寒，热入血室，经水适断，寒热如疟，或有谵语，如见鬼状；伤寒五六日，头汗出，微恶寒，手足冷，心下满不欲食，大便硬，脉细者；疟疾、黄疸及内伤杂病而见少阳证者。

禁忌证： 吴绶：小柴胡为半表半里之剂，太阳经之表热，阳明经之标热，皆不能解也；若夫阳气虚寒，面失发热，脉沉足冷者，服之立见危殆；及内有虚寒，大便不实，妇人新产发热，皆不可用也。李士材：今人治伤寒，不分阴阳表里，概用此方，去参投之，以为平稳，杀人多矣。喻嘉言：虚劳发寒热者，乃卫虚则恶寒，营虚则发热尔，缓调营卫，俾不亢战，寒热自止，若误用小柴胡，俾汗多而卫伤于外，便溏而营伤于内，虚热转加，病益甚矣。

加减：胸中烦而不呕，去半夏、人参，加瓜蒌实以荡郁热；渴，去半夏，加天花粉，再加人参以生津；腹中痛，去黄芩以其寒中，加芍药合甘草和里；胁下痞硬，去大枣_{甘能}_{令满}，加牡蛎_{咸能软坚}；心下悸_{水停心下}，小便不利_{水蓄不行}，去黄芩_{苦反坚肾}，加茯苓_{淡能利水}；不渴，外有微热，去人参，加桂枝以解肌，覆取微汗；若咳，去人参、姜、枣，加干姜散寒、五味敛肺；呕逆，加生姜散逆，陈皮理气；齿燥无津，加石膏以清胃止渴；虚烦，加竹叶凉心、糯米和胃；痰热，加瓜蒌、浙贝；胁下痛，加青皮、芍药以平肝；少阳头痛，加川芎散郁除风；发黄，加茵陈利湿退黄。

类方：加枳壳、牡蛎，名加味小柴胡汤，治伤寒胁痛。

去参、草，加大黄、枳实、芍药，名大柴胡汤，治少阳病兼阳明胃家热实证。太阳病，过经十余日，反二三下之，后四五日，柴胡证仍在者，先与小柴胡汤，呕不止，心下急，郁郁微烦者；伤寒，发热，汗出不解，心下痞硬，呕吐而下利者。

小柴胡汤剂量三分之一，加芒硝，名柴胡加芒硝汤，治伤寒十三日不解，胸胁满而呕，日晡所发潮热，已而微利。此本柴胡证，下之而不得利，今反利者，知医以丸药下之，非其治也，潮热者实也，先宜小柴胡汤以解外，后以柴胡加芒硝汤主之。

去半夏、参、枣、草，加桂枝、干姜、牡蛎、天花粉，名柴胡桂枝干姜汤_{柴胡桂枝干姜、}_{芩牡花粉草方}，治少阳病兼太阴脾家虚寒证。伤寒五六日，已发汗而复下之，胸胁满、微结，小便不利，渴而不呕，但头汗出，往来寒热，心烦者。

去甘草，加龙骨、牡蛎、铅丹、桂枝、茯苓、大黄，名柴胡加龙骨牡蛎汤，治伤寒八九日，下之，胸满烦惊，小便不利，谵语，一身尽重，不可转侧者。

小柴胡汤 1/2 合桂枝汤 1/2，名柴胡桂枝汤，治伤寒六七日，发热微恶寒，肢节烦疼，微呕，心下支结，外证未去者。

去半夏，加天花粉，名柴胡去半夏加瓜蒌根汤，治往来寒热而渴；疟疾微劳不任，经年不瘥，前后复发，名曰劳疟，此方主之。

去柴胡、黄芩、大枣，加厚朴，名朴姜夏草人参汤，治发汗后，腹胀满者。

去半夏，加当归、白芍、大黄，名柴胡饮子，治肌热、蒸热、积热、汗后余热，脉洪者。

加羌活、防风，名柴胡羌活汤，治瘟疫少阳证。

加桔梗，名柴胡桔梗汤，治春嗽。

合平胃散，名柴平汤。疟发时，一身尽痛，手足沉重，寒多热少，脉濡者，名曰湿疟，此方主之。

加青黛，名清镇丸，治呕吐，脉弦头痛，及热嗽。

柴胡汤一份，四物汤二份，名柴胡四物汤，治妇人日久虚劳，微有寒热。

去参、草、枣，加枳壳、桔梗、陈皮、清茶，名柴胡桔枳汤。邪郁腠理，逆于上焦，少阳经病偏于半表证也，法当和解兼表，柴胡枳桔汤主之。

无柴胡，加前胡，名小前胡汤，去风痰而降。

合白虎汤，名柴胡白虎汤，治寒热交作，热多寒少，或但热不寒，定时发作。

合小陷胸汤，去人参、草、枣，加枳实、桔梗，名柴胡陷胸汤，治少阳证具，胸膈痞满，按之痛。

去半夏、姜、枣，加竹叶、麦冬，名人参竹叶汤，治汗下后烦热口渴，虚羸少气。

加牡蛎，名柴胡牡蛎汤，治圆形脱发症。

二、逍遥散

组成： 柴胡　白芍　当归　白术　茯苓各一两　炙甘草五钱　薄荷少许　烧生姜一块

记忆： 逍遥柴芍当，术苓草薄姜。

适应证： 治肝郁血虚，两胁作痛，寒热往来，头痛目眩，口燥咽干，神疲食少，月经不调，乳房胀痛，脉弦无力者。偿一服即愈，少顷复发或频发而愈甚，此必下寒上热之假证，此汤不可复投，当改为温补之剂。

类方： 加丹皮、栀子，名丹栀逍遥散，治肝郁血虚，化火生热之证。

加生地或熟地，名黑逍遥散，治肝郁血虚，临经腹痛。

去当归、术、苓、薄、姜，加枳实，名四逆散，治阳气内郁证。少阴病，四逆，其人或咳加干姜、五味，或悸加桂枝，或小便不利加茯苓，或腹中痛加附子，或泄利下重者加薤白。四逆散去枳实，加枳壳、川芎、香附、陈皮，名柴胡疏肝散，能疏肝行气，和血止痛，治胁肋疼痛，寒热往来。

三、半夏泻心汤

组成： 半夏半升　炙甘草　人参　干姜　黄芩各三两　黄连一两　大枣十二枚

记忆： 半夏泻心草，人姜芩连枣。

用法： 去滓，再煎。

适应证： 治寒热痞塞于中焦。小柴胡汤证误下，损伤中阳，外邪内陷，寒热互结，而成心下痞；伤寒五六日，呕而发热者，柴胡汤证具，而以他药下之，但满而不痛者，此为痞，柴胡不中与之。

类方： 减干姜用量，加生姜，名生姜泻心汤，治水气之痞；伤寒汗后，解之后，胃中不和，心下痞硬，干噫食臭，胁下有水气，腹中雷鸣下利者。

加甘草用量，名甘草泻心汤，治伤寒中风，医反下之，其人下利，日数十行，谷不化，腹中雷鸣，心下痞硬而满，干呕，心烦不安，医见心下痞，谓病不尽，复下之，其痞益甚，此非结热，但以胃中虚，客气上逆，故使其硬也；狐惑之为病，蚀于上部则声喝，甘草泻心汤主之，蚀于下部则咽干，苦参汤洗之；蚀于肛者，雄黄熏之。

去黄芩，加桂枝，名黄连汤，治寒热格拒于上下；伤寒胸中有热，胃中有邪气，腹中痛，欲呕吐者。

去半夏、甘草、人参、干姜、大枣，加大黄，名大黄泻心汤大黄黄连黄芩，治热痞，用开水泡服；心下痞，按之濡，其脉关上浮者；心气不足，吐血衄血。大黄泻心汤加附子，名附子泻心汤，泻心汤开水泡服，附子另煎取汁；治心下痞，而复恶寒，汗出者。

第三节　清热剂

一、白虎汤

组成： 石膏一斤　知母六两　粳米六合　炙甘草二两

方解： 白虎为西方金神，取以名汤，秋金得令而炎暑自解，甘草、粳米承制石膏、知母之寒，泻火而土不伤，乃操万全之术。

适应证：治疗阳明气分热盛证，或热厥证；太阴温病，脉浮洪，舌黄，渴甚，大汗，面赤，恶热者，辛凉重剂白虎汤主之。

禁忌证：白虎汤必须实热<small>脉洪大有力方可用</small>，或有血虚身热，脾虚发热，及阴盛格阳，面赤烦躁，类白虎汤证<small>脉大而虚</small>，误投之，不可救也；太阳发热，无汗而渴，忌白虎，表未解也，阳明汗多而渴，忌五苓、猪苓，津液大耗也；白虎本为达热出表，若其人脉浮弦而细者<small>阴虚外感</small>，不可与也，脉沉者<small>沉而有力，见于阳明腑实，沉而无力，见于阳虚火不归原</small>，不可与也，不渴者<small>热不盛或热夹湿邪</small>，不可与也，汗不出者<small>表有寒邪或温病津液大亏无汗源</small>，不可与也，当须识此，勿令误也。设热郁胃里，已成燥结<small>宜承气剂</small>，而徒用白虎，即无逐结之能，且以刚悍而伐胃气，反抑邪气内郁，致脉不行。

类方：加人参，名白虎加人参汤，治白虎汤证见汗多脉大无力，火伤肺胃膈消及暑病见汗出背微恶寒者。背恶寒而口渴者，宜白虎加人参汤，背恶寒而口中和者，少阴病也，宜附子汤<small>真武汤去生姜，加人参</small>；太阴温病，脉浮大而芤，汗大出，微喘，甚至鼻孔扇者，白虎加人参汤主之，脉若散大者，急用之，倍人参。柯琴：服桂枝、麻黄后，大汗出而大烦渴，是阳陷于里，急当救阴，故用白虎加人参汤；服桂枝、麻黄汤，大汗出遂漏不止，是阳亡于外，急当救阳，故用桂枝加附子汤；要知发汗之剂，用桂枝不当，则阳陷于里者多，用麻黄不当，则阳亡于外者多。赵良：汗出恶寒，身热而不渴者，中风也；汗出恶寒，身热而渴者，中暍也；其证相似，独以渴不渴为辨；然伤寒、中风，皆有背微恶寒与时时恶风而渴者，亦以白虎人参汤治之。

加苍术，名白虎加苍术汤，治湿温脉沉细者。李东垣：动而伤暑，火热伤气，辛苦之人多得之，宜人参白虎汤，静而伤暑，湿胜身重，安乐之人多得之，宜白虎苍术汤。

加柴胡、黄芩、半夏，名柴胡石膏汤，治暑嗽喘渴。

加桂枝，名白虎加桂枝汤，治温疟但热无寒，风湿热痹。

去知母，加半夏、竹叶、麦冬、人参半竹麦参，名竹叶石膏汤，治伤寒解后，虚羸少气，气逆欲吐者。竹叶石膏汤合四物汤，加黄芪、黄芩，名竹叶黄芪汤，治消渴，气血虚，胃火盛而作渴。

加犀角、玄参，名化斑汤化斑有白虎，犀角玄参伍，治气血两燔，外透斑疹之证；太阴温病，不可发汗，发汗而汗不出者，必发斑疹，汗出过多者，必神昏谵语，发斑者，化斑汤主之，发疹者，银翘散去豆豉，加细生地、丹皮、大青叶，倍元参主之。

二、黄连解毒汤

组成： 黄芩二两　黄连三两　黄柏二两　栀子十四枚

适应证： 治火热毒盛，充斥三焦之证。

类方： 去栀子，名柏皮汤，治三焦实热证。

去黄柏、栀子，加甘草，名二黄汤，治上焦火旺诸症。

去黄芩、黄连，加甘草，名栀子柏皮汤，治伤寒发热身黄，无表证可汗，无里证可下者。

加生大黄，名栀子金花汤，治三焦热甚或兼脏实者。

去黄柏、栀子，加生大黄，名泻心汤，开水泡服，治心火旺盛吐血、衄血者。

去黄芩，加大黄、葱、豉，名外台大黄汤，疗天行五六日不解，头痛，壮热，四肢烦痛，不得饮食。

加麻黄、石膏、淡豆豉，名三黄石膏汤，治外感表证未解，热邪入里，协热下利；若表有微汗，麻黄减半，加桂枝，以防外疏；里有微溏，则减去石膏，加葛根，以避中虚。三黄石膏汤去麻黄，加僵蚕、蝉蜕、知母、薄荷，名增损三黄石膏汤。

三、蒿芩清胆汤

组成：青蒿钱半至二钱　竹茹三钱　碧玉散（滑石、青黛、甘草）三钱　黄芩　赤茯苓各钱半至三钱　半夏　枳壳　陈皮各钱半

记忆：青竹茹碧玉，黄芩夏枳陈。

适应证：和解胆经之良方；治热重于湿、寒轻热重之少阳湿热，及暑湿病。

四、甘露消毒丹

组成：石菖蒲六两　藿香　连翘　射干　白豆蔻各四两　木通　贝母各五两　滑石十五两　茵陈十一两　薄荷四两　黄芩十两

记忆：甘露消毒丹，菖藿翘射干；白蔻通贝母，滑茵薄芩专。

适应证：用治湿温时疫，邪在气分，湿热并重者最为相宜。

五、达原饮

组成：槟榔二钱　厚朴　黄芩　芍药各二钱　甘草五分　知母一钱　草果五分

记忆：达原槟朴芩，芍草知果仁。

适应证：虽云达原，实为和解三焦之良方；多燥，治

湿重于热之痰湿阻于膜原证。

类方：柴胡达原饮：柴胡达原芩草青，枳桔厚朴草果槟。临床多用之，参合达原饮。

清脾饮：清脾草果朴柴芩，青皮术草姜夏芩性缓。

达原饮去知母苦寒及白芍酸敛，加藿香、半夏、生姜，名雷氏宣透膜原法，治湿疟寒甚热微，身痛有汗，肢重脘懑。

六、黄芩滑石汤

组成：黄芩　滑石　茯苓皮各三钱　大腹皮二钱　白豆蔻　通草各一钱　猪苓三钱

记忆：黄芩滑石茯苓，腹蔻通草猪苓。

适应证：治湿温邪在中焦，湿热并见，发热身痛。

七、连朴饮

组成：黄连一钱　厚朴二钱　焦栀子　炒香豉各三钱　石菖蒲　制半夏各一钱　芦根二两

记忆：连朴栀豉，菖夏芦根。

适应证：治湿温病，湿热俱重，蕴伏中焦，霍乱吐利。

八、蚕矢汤

组成：蚕沙五钱　制半夏一钱　大豆黄卷　薏苡仁各四钱　吴茱萸三分　木瓜三钱　通草一钱　焦栀子一钱半　黄连三钱　黄芩一钱

记忆：蚕矢半卷苡仁，萸瓜通栀连芩。

适应证：治湿热内蕴，霍乱吐泻，腹痛转筋。

九、翘荷汤

组成：连翘　薄荷各一钱五分　绿豆衣　桔梗各二钱　甘草一钱　黑栀皮一钱五分

记忆：翘荷绿豆衣，桔草栀子皮。

适应证：清上焦气分燥热。

十、清络饮

组成：鲜银花　鲜荷叶各二钱　鲜扁豆花一枝　西瓜翠衣　鲜竹叶心　丝瓜皮各二钱

记忆：清络银荷扁豆花，西瓜翠衣竹丝瓜。

适应证：治暑伤肺经气分之轻证。

十一、李氏清暑益气汤

组成：人参五分　麦冬三分　五味子九枚　苍术一钱　黄柏二至三分　黄芪一钱　当归身三分　陈皮五分　白术五分　炙甘草三分　升麻一钱　葛根二分　青皮二分半　泽泻五分　炒神曲

记忆：生脉二妙散合补中益气汤补中益气黄芪参，归陈术草柴胡升，去柴胡，加葛根、青皮、泽泻、神曲葛根青泽曲。

适应证：治暑伤元气，暑中有湿。李东垣：此病皆因饮食失节，劳倦所伤，日渐因循，损其脾胃，乘天暑而作病也。

十二、王氏清暑益气汤

组成：西洋参　石斛　麦冬　粳米　甘草　西瓜翠衣　黄连　竹叶　荷梗　知母

记忆：王氏清暑益气汤，暑热气津已两伤；洋参斛麦粳米草，翠衣连竹荷知尝。

适应证： 治暑热伤津耗气之证。

加减： 如暑热不盛，可去黄连；若兼挟湿邪，麦冬、知母应酌减。

十三、大顺散

组成： 干姜　肉桂　杏仁　甘草_{各等份}

记忆： 大顺姜桂杏草各等份。

适应证： 治阴暑。

十四、清营汤

组成： 犀角_{三钱}　黄连_{一钱半}　玄参_{三钱}　生地_{五钱}　麦冬_{三钱}　银花_{三钱}　连翘_{二钱}　丹参_{二钱}　竹叶心_{一钱}

记忆： 清营犀连增液_{玄参、生地、麦冬}，银翘丹参竹叶。

适应证： 治邪热传营，身热夜甚，时有谵语，斑疹隐隐等症。

十五、清宫汤

组成： 犀角尖_{二钱}　莲子心_{五分}　连心麦冬_{三钱}　竹叶卷心_{二钱}　连翘心_{二钱}　玄参心_{三钱}

记忆： 清宫犀莲麦竹翘玄参。

适应证： 治邪入心包，神昏谵语之证。

十六、犀角地黄汤

组成： 犀角_{一两}　生地_{八两}　赤芍_{三两}　丹皮_{二两}

记忆： 犀角地黄赤芍丹。

适应证： 治热动血分，迫血妄行之吐血、咳血、衄血。

误治： 伤寒四五日，吐血不止，医以犀角地黄汤、茅花汤治之反剧，陶切其脉，浮数而紧，遂用麻黄汤，汗出而愈。成无己：伤寒衄血者为邪气不得发散，壅甚于经，逼迫于血也，桂枝、麻黄汤治衄者，非治衄也，即是发散经中邪气尔。

加减：喜忘如狂者，加大黄、黄芩。

十七、清瘟败毒饮

组成：生石膏<small>大剂六两至八两，中剂二两至四两，小剂八钱至一两二钱</small> 生地<small>大剂六钱至一两，中剂三钱至五钱，小剂二钱至四钱</small> 犀角<small>大剂六钱至八钱，中剂三钱至四钱，小剂二钱至四钱</small> 黄连<small>大剂四钱至六钱，中剂二钱至四钱，小剂一钱至钱半</small> 栀子 桔梗 黄芩 知母 赤芍 玄参 连翘 竹叶 甘草 丹皮 (原书无用量)

记忆：清瘟败毒饮，连翘化斑领；黄连解毒汤，无柏又无梗；犀角地黄汤，竹叶桔梗请。

适应证：此大寒解毒之剂，故重用石膏，先平甚者，而诸经之火自无不安矣；治瘟疫热毒充斥内外，两燔气血证。

十八、防风通圣散

组成：防风 荆芥 薄荷 连翘<small>各五钱</small> 桔梗<small>一两</small> 生姜<small>三片</small> 麻黄 川芎 炒白芍 栀子<small>各五钱</small> 黄芩<small>一两</small> 白术<small>五钱</small> 滑石<small>三两</small> 石膏<small>一两</small> 甘草<small>二两</small> 当归 酒蒸大黄 芒硝<small>各五钱</small>

记忆：防风通圣荆防，薄翘桔姜麻黄；芎芍栀芩白术，滑膏草归军芒。

特点：解表、清热、攻下三法一方。

加减：无憎寒，去麻黄；热不甚，去石膏；便不秘，去硝黄，名双解散。杨璿：伤寒两感，麻黄附子细辛汤主之；温病两感，双解散主之。

类方： 双解散合升降散僵蚕、蝉蜕、姜黄、大黄，去麻黄、川芎、白术，加黄连，名增损双解散，治温病表里三焦大热，其证不可名状者。

十九、青蒿鳖甲汤

组成： 青蒿二钱　鳖甲五钱　知母二钱　细生地四钱　丹皮三钱

记忆： 青蒿鳖甲知地丹。

适应证： 偏养阴透热，治温病后期，阴液耗伤，邪伏阴分，夜热早凉之证。

类方： 清骨散：清骨银柴连蒿，骨皮鳖知草艽。偏内清骨蒸之热。

秦艽鳖甲散：秦艽鳖甲地骨皮，柴知归蒿乌梅宜。偏祛风和解，治外受风邪，失治传里，耗损阴血，劳热骨蒸之证。

秦艽扶羸汤：秦艽鳖甲散去知母、青蒿、乌梅，加半夏、紫菀、人参、炙甘草。治肺痿虚弱劳嗽而瘦弱者。

黄芪鳖甲散：秦艽鳖甲散合三才汤、泻白散，去当归、青蒿、乌梅，加黄芪、半夏、紫菀、桔梗、白芍、肉桂、茯苓。治气阴两伤，虚劳发热，或兼咳嗽。

二十、沙参麦冬汤

组成： 沙参三钱　麦冬三钱　桑叶一钱五　甘草一钱　玉竹二钱　天花粉一钱五　扁豆一钱五

记忆： 沙参麦冬桑叶草，玉竹花粉扁豆好。

适应证： 治燥伤肺胃阴分之证。

二十一、益胃汤

组成：冰糖一钱　麦冬五钱　细生地五钱　沙参三钱　玉竹一钱五

记忆：益胃冰糖麦地沙玉。

适应证：治燥热伤及胃阴之证。

二十二、凉膈散

组成：大黄　芒硝　甘草各二十两　竹叶七片　连翘二斤半　栀子仁　薄荷　黄芩各十两

记忆：凉膈有调承调胃承气汤：大黄、芒硝、甘草，竹翘栀薄芩。

适应证：治上中焦邪郁生热之证。

加减：汪昂：本方加远志、菖蒲，名转舌膏，治心经蕴热；加青黛、蓝根，名活命金丹，治肝经风热。张洁古：减去硝黄，加桔梗为之舟楫，浮而上行，治上焦诸热，便不实者宜之。

类方：凉膈散合升降散，加黄连，名加味凉膈散。

二十三、当归六黄汤

组成：当归　生、熟地黄　黄芩　黄连　黄柏各等份　黄芪加一倍

适应证：治阴虚有火，发热盗汗之证；需要重用黄芪，治标之剂，适可而止，不可过剂。

禁忌：李士材：六黄汤唯火实气强者宜之，不然，苦寒损胃，祸弥深尔。

第四节　泻下剂

一、大承气汤

组成： 大黄四两　芒硝三合　枳实五枚　厚朴八两

用法： 先煎厚朴、枳实，再煮大黄，后纳芒硝。

适应证： 阳明腑实证，痞满燥实坚全见：不大便，频转矢气，脘腹痞满，腹痛拒按，按之硬，甚或潮热谵语，手足濈然汗出，神昏独语，如见鬼状，舌质红绛，舌苔老黄或焦燥有刺，脉沉实或沉迟有力；里热实证之热厥、痉病阳明刚痉或发狂等；阳明病三急下证，伤寒六七日，目中不了了，睛不和，无表里证，大便难，身微热；阳明病，发热，汗多者，发汗不解，腹满痛者；少阴病三急下证，少阴病，得之二三日，口燥咽干者；少阴病，自利清水，色纯青，心下必痛，口干燥者；少阴病六七日，腹胀不大便者。

禁忌证： 阳明经证或表邪未解，其热不潮，阳明虚寒证，阳明湿热证，阳明病位高而邪结偏上者，阳明病位浅而邪结不深者，肠燥而胃未成实之证。

类方： 去芒硝，名小承气汤，治痞满实而不燥之阳明热结轻证。小承气汤诸药中重用厚朴，名厚朴三物汤，治支饮胸满、腹胀等症。小承气汤加羌活，名三化汤，治类中风外无表证而二便不通。小承气汤加麻仁、杏仁、白芍、蜂蜜，名麻子仁丸，治脾约证，大便干结，小便频数。朱丹溪：此方惟热甚而禀实者可用，热微而虚者，愈致燥涸之苦矣。小承气汤合四物汤，去川芎，加知母，名承气养营汤，治数下亡阴，唇燥咽干，腹硬满而痛，大便不通者，其滋阴增液之力较增液承气汤略强。小承气汤合小陷胸汤，名承气陷胸汤，治温病三焦俱急，大热大渴，舌燥，脉不浮而躁甚，舌色金黄，痰涎壅甚，不可单行承气者。

　　去厚朴、枳实，加甘草，名调胃承气汤，治阳明热结、燥实而无痞满之证。柯琴：邪气盛则胃实，故用大黄、芒硝，此自用甘草，是和胃之意，此见调胃承气，是和剂而非下剂也。调胃承气汤加干姜、附子、人参、当归^{姜附参归}，名温脾汤，治脾阳不足，冷积便秘，或久利赤白等症。调胃承气汤合增液汤，去甘草，名增液承气汤，治温病热结阳明胃肠，津液受邪灼伤，大便燥结不得行之证。增液承气汤去芒硝，加知母、丹皮，名护胃承气汤。下后数日，热不退，或退不尽，口燥咽干，舌苔干黑，或金黄色，脉沉而有力者，护胃承气汤微和之，脉沉而弱者，增液汤主之。调胃承气汤合增液汤，加人参、玄参、海参^{三参}、当归、姜汁，名新加黄龙汤，治阳明温病，应下失下，气阴大伤，正虚不能运药，以致大便下之不通者。调胃承气汤合四物汤，当归用尾，芍药用赤，名玉烛散，治经闭腹痛，体瘦善饥，亦治疥疮作痛者。调胃承气汤加当归，名当归承气汤，治热病阳狂奔走，骂詈不避亲疏。调胃承气汤加生地黄、大枣，名千金生地黄汤，治伤寒有热，虚羸少气，心下满，胃中有宿食，大便不利。调胃承气汤去甘草，加当归、丹皮、芍药、桃仁，名桃仁承气汤。少腹坚满，小便自利，夜热昼凉，大便闭，脉沉实者，蓄血也，桃仁承气汤主之，甚则抵当汤。桃仁承气汤去芒硝、当归、白芍，加生地、泽兰、人中白，名加减桃仁承气汤，治热病经水适至，十余日不解，舌萎饮冷，心烦热，神气忽清忽乱，脉右长左沉，瘀热在里也。

　　加桃仁、赤芍、莱菔子，名复方大承气汤，治单纯性肠梗阻，属阳明腑实，而气胀较明显者。

加姜枣草桔参归，名黄龙汤，治里热实证而见气血虚弱者。

加甘草，名三一承气汤，通治大、小、调胃承气汤证。

《温病条辨》：阳明温病，下之不通，其证有五：应下失之，正虚不能运药，不运药者死，新加黄龙汤主之。喘促不宁，痰涎壅滞，右寸实大，肺气不降者，宣白承气汤大黄、石膏、杏仁、瓜蒌皮主之。左尺牢坚，小便赤痛，时烦渴甚，导赤承气汤大黄、芒硝、生地、赤芍、黄连、黄柏主之。邪闭心包，神昏舌短，内窍不通，饮不解渴者，牛黄承气汤安宫牛黄丸两丸，调生大黄末三钱主之。津液不足，无水舟停者，间服增液，再不下者，增液承气汤主之。

二、五仁丸

组成： 柏子仁一钱二分五厘　陈皮四两　桃仁半两　杏仁一两松子仁一钱　郁李仁一钱

记忆： 五仁丸中柏子陈，桃杏松子郁李仁。

适应证： 专用于津液不足之便秘。

三、润肠丸

组成： 大黄五钱　火麻仁一两二钱五分　当归梢五钱　桃仁一两　羌活五钱

记忆： 润肠丸中用大黄，麻仁归桃羌活尝。

适应证： 治风热侵入大肠，与血燥而结所致的肠燥便秘。

四、济川煎

组成： 当归三五钱　枳壳一钱　升麻五七分或一钱　泽泻一

钱半 肉苁蓉二三钱 牛膝二钱

记忆：济川归枳壳，升麻泽蓉膝。

适应证：对老年肾虚而大便秘结者，颇为适用。

加减：如气虚者，加人参无碍；如有火，加黄芩；若肾虚，加熟地；虚甚者，枳壳不必用。

五、疏凿饮子

组成：生姜五片 大腹皮五钱 茯苓皮十钱 木通四钱 商陆二钱 泽泻四钱 槟榔三钱 秦艽三钱 羌活三钱 赤小豆五钱 椒目三钱

记忆：疏凿姜腹，苓通商陆；泽槟艽羌，赤豆椒目。

服法：温服，不拘时候。

特点：上下内外分消其势，亦犹夏禹疏江凿河之意也。

六、十枣汤

组成：大戟 甘遂 芫花各等份 大枣十枚

服法：清晨空腹，得快下利后，糜粥自养。

适应证：实水以身半以下为甚者。

类方：加大黄、黄柏，名丹溪小胃丹。

七、椒目瓜蒌汤

组成：椒目五十粒 瓜蒌五钱 生姜三片 葶苈子二钱 橘红一钱 茯苓 桑皮各二钱 苏子 半夏各一钱五分 蒺藜子三钱

记忆：椒目瓜蒌汤生姜，葶苈橘红茯苓桑，苏子半夏蒺藜子，饮停胸胁效果彰。

适应证：治悬饮。

八、三物备急丸

组成： 大黄　干姜　巴豆各等份

服法： 成人每服 0.6～1.5g，小儿酌减，用米汤或温开水送下，若口噤不开，鼻饲给药。

适应证： 治寒结肠胃。

九、三物白散

组成： 桔梗　贝母各三分　巴豆一分

适应证： 治寒结在胸。

用药反应： 病在膈上必吐，在膈下必利，不利，进热粥一杯，利过不止，进冷粥一杯。

十、舟车丸

组成： 黑牵牛子四两　大戟　甘遂　芫花各一两　大黄二两　青皮　陈皮　木香各五钱　轻粉一钱　槟榔五钱

记忆： 舟车丑戟遂芫军，青陈木香轻粉槟。

服法： 清晨空腹。

适应证： 攻逐水饮强于十枣汤，能使水热壅实之邪，从二便畅行而出，故名之。

第五节　治肺剂

肺主气，司呼吸，外合皮毛，为娇脏，主治节，主通调水道，为水之上源，为相傅之官。大肠主液，为传导之官。肺与大肠相表里，上窍不通则下窍闭塞。

外邪束肺，治宜宣肺解表，因寒温不同，而有辛温、辛凉之异，方有麻桂、银翘之别；痰湿阻肺，治宜化痰降气，药如清气化痰丸；肝火迫肺者，治宜清肝保肺，药如黛蛤散、泻白散、咳血方青仁诃石子、桑白皮汤；寒饮犯肺，治宜温肺化饮，药如小青龙汤；肺气亏虚，治宜补益肺气，考虑到肺脾肾三者关系，临证有金水相生、培土生金之别，药如保元汤人参、黄芪、肉桂、炙草、补肺汤、陈夏六君子、参苓白术散；肺阴亏虚，治宜养阴润肺，药如百合固金汤、琼玉膏人参、生地、茯苓、蜂蜜。

一、二陈汤

组成： 半夏 陈皮各五两 茯苓三两 甘草一两半 生姜七片 乌梅一个

方解： 名曰二陈，以橘、半二物贵乎陈久耳；二陈为治痰之妙剂，其于上下左右，无所不宜，然只能治痰之标，不能治痰之本，痰本在脾肾，治者详之。

适应证： 此为治湿痰之主方。有痰饮流入四肢，肩背酸痛，手足罢软，误以为风，则非其治，宜导痰汤加木香、姜黄；大凡痰饮变生诸证，当以治饮为先，饮消则诸证自愈，如头风眉棱骨痛，投以风药不效，当以痰药见功。

禁忌证： 有痰渴而喜饮者，半夏非宜，宜去半夏之燥，易贝母、瓜蒌之润，有痰渴而不能饮水者，虽渴犹宜半夏也；有血不足，阴火上逆，肺家受伤，肃清之令不得下行，由是津液浑浊，生痰不生血者，名燥痰，当用润剂，如地黄、门冬、枸杞之类，滋阴降火而痰自清，若投二陈，立见危殆。有人坐处吐痰满地，不甚稠黏，只是沫多，此气虚不能摄涎，不可用利药，宜六君子加益智仁。

加减：《医方集解》治痰通用二陈，风痰加南星、白附、皂角、竹沥；寒痰加半夏、姜汁；火痰加石膏、青黛；湿痰加苍术、白术；燥痰加瓜蒌、杏仁；食痰加山楂、麦芽、神曲；老痰加枳实、海石、芒硝；气痰加香附、枳壳；胁痰在皮里膜外加白芥子；四肢痰加竹沥。

类方：加枳实、竹茹，名温胆汤，治胆胃不和，痰热内扰，虚烦不眠，或呕吐呃逆，惊悸不宁，癫痫等症。温胆汤加黄连，名黄连温胆汤，治温胆汤证痰热重者。

加枳实、胆星，名导痰汤，治痰涎壅盛，胸膈痞满，或咳嗽恶心，以及风痰壅盛或痰厥者，非二陈所能除。导痰汤加木香、香附，名顺气导痰汤，治痰结胸满，喘咳上气。导痰汤去甘草，加黄芩、瓜蒌、姜汁、杏仁，名清气化痰丸清气化痰芩蒌早，姜杏导痰去甘草，治痰热内结，咳嗽痰黄，咳吐不爽等症。

加枳实、胆星、竹茹、人参、石菖蒲，名涤痰汤，治中风痰迷心窍，舌强不能言。

加熟地、人参、枳实、五味子、远志、酸枣仁，名十味温胆汤十味温胆用二陈，地参枳味远枣仁，治痰浊内扰，心胆虚怯，神志不宁。

加人参，白术，名六君子汤，治气虚有痰。

去陈皮、甘草，加生姜，名小半夏加茯苓汤，治水气呕恶。

加当归、熟地，为金水六君煎，治肺肾虚寒，水泛为痰，或年迈阴虚，血气不足，外感风寒，咳嗽呕恶，多痰喘急等症；如大便不实者，去当归，加山药；如痰盛气滞，胸膈不快者，加白芥子；如阴寒盛而嗽不愈者，加细辛；如兼表邪寒热者，加柴胡。

加黄芩，名茯苓半夏汤，治热痰。

加黄连，名三圣丸，治痰火嘈杂，心悬如饥。

加黄连、栀子、生姜，名连栀二陈汤，治膈上热痰，令人呕吐，吐物味苦等症；去生姜，能治嘈杂。

　　加砂仁、枳壳，名砂壳二陈汤，行痰利气，治痰盛气滞，胸腹胀满。

　　加炒枳实、瓜蒌、焦山楂、焦神曲、炒莱菔子，名加味二陈汤，治食积痰盛。

　　加苍术、枳壳、片姜黄，亦名加味二陈汤，治痰气上攻，眼目肿胀，以及嗜酒之人手臂重痛麻木等症。

　　去甘草，加干姜、姜汁，名温中化痰丸，治胸膈寒痰不快。

　　去陈皮、甘草，加枳壳、风化朴硝，名指迷茯苓丸，治痰停中脘、流于四肢所致的两臂疼痛，或四肢浮肿。

　　加杏仁、白芥子，为六安煎，治风寒咳嗽，痰多不易出，胸闷气滞等症。

　　加干姜、砂仁，名和胃二陈煎，治胃寒生痰，恶心呕吐，满闷嗳气。

　　加白芥子、干姜、猪苓，名括痰丸，治一切停痰、积饮、吞酸、胀闷；胸胁疼痛者，加乌药。

　　加白术、猪苓、泽泻、干姜，名苓术二陈汤，治素体脾胃虚寒，中湿停滞，腹泻便溏，胃气呆滞，或咳嗽吐稀白痰等症。

　　加白术、天麻，名半夏白术天麻汤，治风痰上扰，眩晕头痛。

　　去陈皮、甘草<small>小半夏加茯苓汤</small>，加厚朴、紫苏，名半夏厚朴汤/四七汤/七气汤，治梅核气属痰气互结而无热者。四七者，四味治七情也。<small>大七气汤：三棱、莪术、青陈皮、藿香、木香、肉桂、益智仁、甘草，治一切癥瘕。</small>

　　去甘草，加山楂、神曲、莱菔子、连翘，名保和丸，治食积之通方。保和丸加炒白术，名大安丸，治气虚饮食不效，以及小儿食积。

二、泻白散

组成：桑白皮　地骨皮各一两　粳米一撮　炙甘草一钱

适应证：治肺有伏火郁热，咳嗽气急欲喘之证。

选方：季楚重：泻白散较之黄芩、知母苦寒伤胃者远矣。夫火热伤气，救肺之治有三：实热伤肺，用白虎以治其标；虚火刑金，用生脉散以治其本；若夫正气已伤，郁火又甚，则泻白散之清肺调中，标本兼治，又补二方之不及也。

三、三子养亲汤

组成：苏子三钱　白芥子二钱　莱菔子三钱

适应证：治老人气实痰盛之证。

特点：李士材：治病先攻其甚，若气实而喘，则气反为本，痰反为标矣，是在智者神而明之，若气虚者非所宜也。

四、止嗽散

组成：百部　紫菀　白前各二斤　陈皮一斤　甘草十二两　桔梗　荆芥各二斤

记忆：止嗽散用百部菀，白前陈草桔荆研。

适应证：治外感咳嗽，服解表宣肺药后而咳嗽咽痒不止者。

加减：风寒初起，加防风、苏叶，生姜；暑气伤肺，加黄连、黄芩、天花粉；湿气生痰，痰涎黏稠，加半夏、茯苓、桑白皮、姜、枣；燥气焚金，干咳无痰，加瓜蒌、贝母、知母、柏子仁。

五、苓甘五味姜辛汤

组成：茯苓_{四两} 甘草_{三两} 五味子_{半升} 干姜 细辛_{各三两}

适应证：治寒饮内蓄，咳嗽痰多，清稀色白。

加减：若痰多欲呕者，加半夏；若兼冲气上逆者，加桂枝；若咳甚颜面虚浮者，宜加杏仁。

六、定喘汤

组成：麻黄_{三钱} 杏仁_{一钱半} 甘草_{一钱} 桑白皮_{三钱} 苏子_{二钱} 黄芩_{一钱半} 白果二十一枚 半夏_{三钱} 款冬花_{三钱}

记忆：定喘三拗桑白皮，苏芩白果夏款宜。

适应证：治风寒外束，痰热内蕴之喘咳气急。

七、清金化痰汤

组成：知母 贝母_{各一钱} 栀子 黄芩_{各一钱半} 桑白皮 麦冬 瓜蒌仁 茯苓 桔梗 橘红_{各一钱} 甘草_{四分}

记忆：清金化痰汤，二母栀芩桑；麦冬蒌茯苓，桔梗甘草陈。

适应证：治痰火犯肺咳嗽。

八、清燥救肺汤

组成：麦冬_{一钱二分} 阿胶_{八分} 人参_{七分} 桑叶_{三钱} 杏仁_{七分} 石膏_{二钱半} 枇杷叶_{一片} 甘草_{一钱} 胡麻仁_{一钱}

记忆：清燥救肺麦阿人，桑杏石杷草麻仁。

适应证：治温燥伤肺重证。

加减：若痰多难咯者，加贝母、瓜蒌。

九、贝母瓜蒌散

组成：贝母一钱半　瓜蒌一钱　天花粉　橘红　茯苓　桔梗各八分

记忆：贝母瓜蒌花粉，陈皮茯苓桔梗。

适应证：治肺燥有痰，咳痰不爽，涩而难出等症。

类方：加知母、生地、麦冬、甘草，名润肺饮。

十、紫菀汤

组成：桑白皮　杏仁各一分　紫菀一两　天门冬一两　桔梗三分　甘草一分

记忆：桑杏菀冬桔草。

适应证：治妊娠咳嗽。

十一、海藏紫菀散

组成：知母一钱　贝母一钱　桔梗五分　阿胶一钱　人参五分　茯苓五分　五味子二十粒　甘草五分　紫菀一钱

记忆：二母桔阿，参苓味草。

适应证：治久咳不止，气耗阴伤，咳血吐痰，少气懒言。

十二、养阴清肺汤

组成：炒白芍八分　甘草五分　玄参一钱半　浙贝母八分　麦冬一钱二分　大生地二钱　薄荷五分　丹皮八分

记忆：养阴清肺芍甘，玄贝麦地薄丹。

适应证：治白喉。素体阴虚蕴热，复感疫毒，喉间起白如腐，不易拔去。

十三、补肺阿胶汤

组成：阿胶一两五钱　杏仁七个　炙甘草二钱五分　牛蒡子二钱五分　糯米一两　马兜铃五钱

记忆：补肺阿胶杏仁，草蒡糯米兜铃。

适应证：治素体肺阴亏虚，感受外邪，邪从热化，咳嗽气喘咽干诸症。

十四、麦门冬汤

组成：麦冬七升　人参三两　粳米三合　半夏一升　大枣十二枚　甘草二两

记忆：麦门参米夏枣草。

适应证：治肺胃阴亏，虚火上炎，气机逆上，咳逆呕吐。

十五、百合固金汤

组成：玄参八分　生地二钱　麦冬钱半　桔梗八分　甘草一钱　熟地三钱　当归　炒白芍　百合　川贝各一钱

记忆：增液桔梗甘草汤合四物汤，去川芎，加百合、川贝。

适应证：治肺肾阴虚，咯痰带血，咽喉燥痛。

十六、四磨汤

组成：沉香一钱　槟榔三钱　乌药三钱　人参一钱

记忆：四磨沉槟，乌药人参。

服法：四药磨汁后水煎沸。

方解：加人参者，降中有升，泻中带补，恐伤其气也。如体壮气实，气结较甚者，去人参，加木香、枳实，变化为五磨饮子，治七情所伤，肝气郁结，胸膈烦闷，喘急痞满等症。

类方：六磨汤：六磨木香槟，乌药枳沉军。

十七、苏子降气汤

组成：苏子二两半　生姜二片　半夏二两半　苏叶五片　炙甘草二两　前胡一两　当归一两半　厚朴一两　沉香　肉桂一两半

记忆：苏子降气姜夏呈，苏草前胡当厚沉。

适应证：本方偏于温燥，以降气祛痰止咳为主，温肾纳气为辅，治上实下虚之喘咳偏寒痰者。

十八、黑锡丹

组成：黑锡　硫黄各二两　桂附　二神破故纸（炒）、肉豆蔻（面裹煨）　茴香　木香　沉香　葫芦巴　川楝子各一两

适应证：镇纳上越之阳气，治上实下虚，脾元久冷，胸中痰饮，脚气上攻，痰潮上膈等症。

十九、人参蛤蚧散

组成：人参二两　蛤蚧一对　炙甘草五两　茯苓二两　桑皮二两　知母二两　贝母二两　杏仁五两

记忆：人参蛤蚧草苓，桑皮知贝杏仁。

适应证：本方以久咳肺虚，证情偏热者为宜。

二十、人参胡桃汤

组成：人参寸许　胡桃五个　生姜五片

适应证：偏温性，治肺肾两虚，咳嗽气喘之证。

中医方药笔记

二十一、补肺汤

组成：五味子　人参　炙黄芪各一钱　熟地二钱　紫菀一钱
桑皮二钱

记忆：补肺味参芪，熟地菀桑皮。

适应证：治肺肾两虚之劳嗽证。

二十二、牡蛎散

组成：牡蛎一两　小麦百余粒　黄芪一两　麻黄根一两

记忆：牡蛎麦芪，麻黄根宜。

适应证：较当归六黄汤，滋阴清热不足，收敛止汗胜
之，为常治诸虚不足，身常汗出之方。

二十三、九仙散

组成：乌梅一个　人参　桔梗　桑皮　贝母各五分　罂
粟壳二钱　阿胶　款冬花　五味子各五分

记忆：九仙散用乌梅参，桔梗桑皮贝母承；粟壳阿胶
冬花味，敛肺止咳气自生。

适应证：主治久咳不愈，肺气耗散，肺阴亏损之证。

第六节　治心剂

心为君火，主神明，主血脉；小肠主受盛，主泌别清
浊。心病分虚实，虚证有气血阴阳亏虚，实证有寒火痰饮
瘀滞之别。

心阳虚，益心气，温心阳，益气与肺脾肾相关，温阳
涉及脾肾；心阴虚，养心血，滋心阴，养血与肝有关，滋
阴与肾相联。心火旺盛，治宜苦寒直折，导火下行；水饮

上凌，治宜化饮通阳；痰火上扰，清火为主，兼以通腑；痰迷心窍，配以开窍；瘀阻脉络，轻者化瘀，重者逐瘀，久瘀缓消或寓补于消。心气不足者，治宜益气宁心，药如人参、炙黄芪、炙甘草益气保元，茯苓、伏神、远志、菖蒲、麦冬、五味宁心安神，气虚血滞者，佐以当归、川芎养心血，益气宁心不应者，兼以治肾，以交心肾，药如大补元煎；心阳不足者，治宜温通心阳，药如桂枝、附子温阳，人参、炙草、姜、枣复脉，温通心阳不应者，兼治脾肾，药如理中汤、茯苓四逆汤；心阳不足，阴邪上乘，胸痹心痛者，轻者益通阳宽胸，药如瓜蒌薤白白酒汤，重者祛寒止痛，药如乌头赤石脂丸附子、干姜、川椒；心血不足者，治宜养血安神，药如当归、川芎、龙眼肉养血，远志、茯苓、伏神、酸枣仁、柏子仁安神，更佐龙齿、牡蛎、珍珠母镇心；心阴不足者，治宜滋阴养心，药如生熟地、玄参、麦冬、天冬滋阴，丹参、酸枣仁、五味子、远志安神；心火偏亢者，治宜清心泻火，药如大黄、黄连、黄芩、木通、赤苓、生地、甘草；心火偏亢、火迫血溢者，治宜泻心凉血止血，药如泻心汤、十灰丸，如心肝火旺、迫血妄行而吐血。缪希雍有言：宜行血不宜止血，宜补肝不宜伐肝，宜降气不宜降火；痰饮凌心者，治宜通阳化饮，药如苓桂术甘汤；痰火上扰、蒙蔽心神者，治宜清心豁痰，药如大黄、黄连、黄芩、丹栀清心，竹沥、胆星、半夏、郁金、礞石豁痰，可佐以开窍醒神之药，轻者用小陷胸汤合白金丸，重者用礞石滚痰丸；瘀血阻络者，治宜活血化瘀，视其外感内伤、部位新久、挟寒挟热辨证用药，通用之方如桃红四物汤。

一、导赤散

组成： 生地　木通　竹叶　甘草各等份

适应证： 用治心经与小肠有热之证。

加减： 此水虚火不实者宜之，若心经实热，须加黄连，甚者更加大黄，亦釜底抽薪之法。

二、朱砂安神丸

组成： 朱砂半两　当归二钱半　生地二钱半　炙甘草五钱半 黄连六钱

记忆： 朱砂安神丸，归地草朱连。

适应证： 安神定志与泻火养阴并投；治心火有余，阴血不足，心烦失眠怔忡。

三、礞石滚痰丸

组成： 礞石一两　大黄　黄芩各八两　沉香五钱

适应证： 专治实热老痰，癫狂惊悸等症。

禁忌证： 虚寒者不可用。

四、生铁落饮

组成： 生铁落一两　丹参一钱半　茯神　茯苓各一钱　玄参一钱半　天冬　麦冬各三钱　朱砂三分　钩藤　连翘　远志 橘红　石菖蒲各一钱　贝母三钱　胆星一钱

记忆： 生铁落丹参，茯神苓玄参；二冬朱钩翘，远陈菖贝星。

适应证： 安神定志与镇心除痰共进；治痰火上扰之癫狂证。

五、安宫牛黄丸

组成： 牛黄　黄芩　黄连　栀子　郁金　朱砂　雄黄　犀角各一两　珍珠五钱　梅片　麝香各二钱五分　金箔衣

记忆： 安宫牛黄开窍方，芩连栀金朱雄黄；犀角珍珠冰麝箔，热闭心包功效良。

加减： 脉虚者，人参汤下；脉实者，银花、薄荷汤下；邪陷心包，兼有腑实者，大黄汤下。

六、炙甘草汤

组成： 炙甘草四两　麻仁半升　大枣三十枚　生姜三两　桂枝三两　生地一斤　人参二两　阿胶二两　麦冬半升　清酒七升

记忆： 炙甘草汤，麻仁枣姜，桂地人阿，麦冬酒方。

服法： 酒七升，水八升，只取三升者，久煎之则气不峻，此虚家用酒之法。

适应证： 治气虚血弱，脉结代，心动悸，及虚劳肺痿，干咳无痰之证。滋阴之药当倍于补气。

类方： 去枣、姜、桂枝、人参、酒，加白芍，名加减复脉汤或复脉汤，治阳明温病腑实下后实热已除，阴液犹亏，出现"脉虚大，手足心热甚于手足背者"。壮火尚盛者，不得用定风珠、复脉。加减复脉汤加人参，名加减复脉仍用参方，治温病热入血室，邪去八九，右脉虚数，暮微寒热者。复脉汤加牡蛎，名一甲复脉汤。下后大便溏甚，周十二时三四行，脉仍数者，未可与复脉汤，一甲煎主之，服一二日，大便不溏者，可与一甲复脉汤。下焦温病，但大便溏者，即与一甲复脉汤。复脉汤加牡蛎、鳖甲，名二甲复脉汤。热邪深入下焦，脉沉数，舌干齿黑，手指但觉蠕动，急防痉厥，二甲复脉汤主之。复脉汤加牡蛎、龟板、鳖甲，为三甲复脉汤。下焦温病，热深厥甚，脉细促，心中澹澹大动，甚则心中痛，三甲复脉汤主之。三甲复脉汤加五味子、鸡子黄，为大定风珠<small>大定风珠鸡子黄，麦地胶芍草麻桑；三甲并同五味子，滋阴息风是妙方</small>。治热邪久羁，吸烁真阴，或因误表，或因妄攻，神倦瘛疭，脉气虚弱，舌绛苔少，时时欲脱者。大定风珠加减：喘加人参；自汗者，加人参、小麦、龙骨；悸者加人参、小麦、茯神。

七、养心汤

组成：炙甘草<small>一钱</small>　炒酸枣仁<small>二钱半</small>　人参<small>二钱半</small>　炙黄芪　茯苓　茯神<small>各一两</small>　五味子<small>二钱半</small>　川芎<small>一两</small>　远志<small>二钱半</small>　当归<small>一两</small>　肉桂<small>二钱半</small>　半夏<small>一两</small>　柏子仁<small>二钱半</small>

记忆：养心草枣仁，参芪苓茯神；五味芎远归，肉桂半柏仁。

适应证：治心虚血少，神气不宁，怔忡惊悸。

八、安神定志丸

组成：人参　茯苓　茯神　远志<small>各一两</small>　菖蒲　龙齿<small>各五钱</small>　朱砂

适应证：治心气不足，心怯善恐，夜卧不安之证。

九、孔圣枕中丹

组成：龙骨　龟板　远志　石菖蒲<small>各等份</small>

记忆：孔圣龙龟志菖蒲。

适应证：宁心益智与潜镇安神并用，以交通心肾为主，治读书善忘，久服令人聪明。读书善忘者，心血不足，而痰与火乱其神明也。

十、酸枣仁汤

组成： 酸枣仁二升　川芎二两　知母二两　甘草一两　茯苓二两

记忆： 金匮酸枣仁，芎知草茯苓。

适应证： 治肝血不足，血不养心，虚烦不得眠。

十一、天王补心丹

组成： 生地四两　当归　天冬　麦冬　柏子仁　酸枣仁各二两　远志　茯苓　五味子各五钱　朱砂三五钱　桔梗　人参　玄参　丹参各五钱

记忆： 补心地归二冬仁，远茯味砂桔三参。

适应证： 治心肾阴血虚少，虚烦不眠。

十二、磁朱丸

组成： 磁石二两　朱砂一两　神曲四两

适应证： 治水不济火，心阳偏亢，心肾不交，心悸失眠等症。

十三、珍珠母丸

组成： 珍珠母三分　龙齿　犀角　茯神　沉香各半两　熟地　当归各一两半　柏子仁　酸枣仁　人参各一两

记忆： 珍珠龙犀沉枣仁，地归柏仁参茯神。

适应证： 本方滋阴养血与平肝宁心并用；治阴血不足，心肝阳亢，眩晕惊悸少眠。

第七节　治脾剂

脾为阴，胃为阳，脾主运化，胃主受纳，脾气主燥主升，胃气主润主降，脾胃为气血化生之源，营卫之所自出，为后天之本。

不饥不欲食，病在胃，纳谷化迟腹胀，病在脾；清气不升，上为头眩短气，下为飧泄下利，责之在脾，浊气不降，上为呕吐呃逆，下为痞胀便闭，责之在胃。

脾属虚者，湿多兼寒，胃属实者，湿多兼热。脾病多阳运不健，胃病多亢燥闭塞。

脾气亏虚者，治宜补中益气，药如党参、炒白术、炙甘草、山药、白扁豆，醒脾可配木香、砂仁；脾胃俱虚者，治宜醒胃健脾，药如香砂六君子汤；脾虚中气下陷者，治宜补中升阳，药如人参、黄芪、炙甘草、白术益气，柴胡、升麻升阳，方如补中益气汤；中焦虚寒者，治宜温运中阳，药如理中汤，寒甚者加附子、肉桂；脾胃气虚，湿热内生者，治宜补气健脾、清胃渗湿，药如参、术、草益气，藿香、白豆蔻、茯苓、泽泻、猪苓化湿，黄连清胃，方如资生丸；胃阴亏虚者，治宜益胃生津，药如沙参、麦冬、石斛、玉竹、天花粉、梨汁、甘蔗汁生津，白扁豆、炙甘草、冰糖益胃，佐以佩兰、谷麦芽醒胃，阴损甚者，治宜滋阴生津，药如生地、麦冬、玄参、天冬、当归、白芍、麻仁、桃仁；脾虚湿胜者，治宜健脾渗湿，药如白术、茯苓、猪苓、泽泻、车前子，湿胜生肿者，药如五皮饮，脾虚气陷湿胜者，禁用渗利药，治宜补中升阳除湿，配以风药胜之；胃湿挟秽，治宜平胃化浊，药如不换金正气散、胃苓汤；寒湿内盛者，治宜温中化湿，治宜理中汤、四苓汤；痰湿内盛，治宜燥湿化痰，药如二术二陈汤；痰湿热交阻，治宜清热化痰，药如黄连温胆汤；《慎柔五书》：病人久虚，内有宿积旧痰，用参术补之，乃吐出臭痰或绿痰者；中焦积滞者，治宜化积导滞，药如保和丸、枳实导滞丸；积滞兼中虚者，治宜消补兼施，药如枳术丸、枳实消痞丸；虫积中焦者，治宜和胃祛虫，药如肥儿丸、乌梅丸，临证有挟寒、挟热者，宜辨证用药。

一、平胃散

组成：苍术五斤　厚朴　陈皮各三斤二两　炙甘草三十两姜　枣

适应证：此为治湿滞脾胃之主方。

加减：证属湿热，加黄芩、黄连；证属寒湿，加干姜、肉桂。

类方：加半夏、藿香，名不换金正气散，治感受山岚瘴气及出远方不服水土，吐泻下利者。不换金正气散加人参、茯苓、草果、乌梅，名人参养胃汤，治外感风寒，内伤生冷，夹食停痰，岚瘴瘟疫，或饮食伤脾，发为老疟。

加菖蒲、藿香，名太无神术散，治四时不正之气引起的恶寒发热，周身疼痛。

加藁本、桔梗，名和解散，治外感寒湿之头痛呕泻，咳嗽胸闷，脘腹胀满等症。

加炒麦芽、炒神曲，名加味平胃散，治宿食不消，吞酸嗳腐等症。

加木香、黄连，名香连平胃散，治中焦湿热积滞。

去苍术，加干姜，名和胃饮，治中焦寒湿，脘胀呕泻。

加桑白皮，名对金饮子，治脾胃受湿，腹胀身重，四肢酸重，皮肤肿胀等症。

合二陈汤，加藿香，名除湿汤，治伤湿腹痛，身重足软，大便溏泻。

二、枳实导滞丸

组成：大黄一两　黄连　黄芩　茯苓各三钱　泽泻二钱　白术三钱　枳实　神曲各五钱

记忆：泻心汤合四苓汤，去猪苓，加枳实、神曲。

适应证：治湿热食滞内阻胃肠，脘腹胀痛，下痢泄泻等症。

三、葛花解酲汤

组成：葛花一钱　木香一分　砂仁一钱　人参　炒白术　茯苓各四分　猪苓　干姜各四分　白豆蔻一钱　陈皮　青皮各四分　泽泻　炒神曲各三分

记忆：葛花解酲香砂仁，参术二苓姜蔻陈葛花青泽曲。

适应证：治饮酒过度，湿伤脾胃。不可恃此过饮；频服取汗，以损天年。

四、木香槟榔丸

组成：木香　槟榔　青皮　陈皮　枳壳　黄柏　黄连　莪术各一两　大黄　牵牛子　香附各二两

记忆：木香槟榔青陈皮，枳柏黄连莪术齐；大黄牵牛加香附，热滞泻痢皆相宜。

适应证：重在攻积破气，而祛湿弱之，治积滞内停，湿蕴生热，腹满胀痛明显者。

五、芍药汤

组成：芍药一两　木香　槟榔各二钱　当归半两　肉桂二

钱半　甘草二钱　大黄三钱　黄芩　黄连各半两

记忆：调气和血芍药汤，香槟归桂草大黄；清热燥湿黄芩连，湿热痢疾自安康。

适应证：治湿热蓄积肠中，气机失调之湿热痢。刘河间：行血则脓血自愈，调气则后重自除。

加减：若窘迫痛甚，或服后痢不减者，加大黄通因通用。

六、黄芩汤

组成：黄芩三两　芍药二两　大枣十二枚　甘草二两

记忆：黄芩芍药枣草。

适应证：此为万世治痢之祖方。

选方：太阳阳明合病，葛根汤主之；太阳少阳合病，黄芩汤主之；阳明少阳合病，大柴胡汤主之。

七、白头翁汤

组成：白头翁二两　黄连　黄柏　秦皮各三两

适应证：治热毒深陷血分之厥阴热利。

类方：白头翁加甘草阿胶汤，治血虚痢久伤阴者。

选方：《医宗金鉴》治厥阴热利有二，初利用白头翁汤，久利用乌梅丸。

八、五积散

组成：当归　川芎　白芍　半夏　肉桂　茯苓　白芷甘草各三钱　苍术二两　厚朴四钱　麻黄　陈皮　枳壳各六钱桔梗一两　干姜四钱

记忆：四物汤合平陈汤，去熟地，加麻桂干姜桔芷壳。

适应证：本方为治气血寒湿痰五积而设。

九、厚朴温中汤

组成：厚朴一两　木香　炙甘草　草豆蔻各五钱　陈皮一两　茯苓五钱　干姜七分　生姜三片

记忆：厚朴温中木香，草蔻陈苓二姜。

适应证：治脾胃寒湿所伤诸症。

十、泻黄散

组成：石膏五钱　栀子一钱　防风四两　藿香七钱　甘草三两

记忆：泻黄膏栀防藿草。

适应证：治脾胃伏火，口疮、口臭等症。

十一、丹参饮

组成：丹参一两　檀香一钱半　砂仁一钱半

适应证：此为治气滞血瘀心胃诸痛的有效方剂。《时方歌括》：治心胃诸痛，服热药而不效者宜之。

十二、良附丸

组成：高良姜　香附　生姜

适应证：治肝气或客寒犯胃，脘痛呕吐等症。

十三、百合汤

组成：百合一两　乌药三钱

适应证：治气滞偏热的胃痛。

十四、失笑散

组成：蒲黄　五灵脂各等份

适应证：治血瘀作痛常用方。

十五、四君子汤

组成：人参 白术 茯苓各三钱 炙甘草二钱

适应证：治脾胃气虚证。

方解：《医方考》：夫面色萎黄，则望之而知其气虚矣，言语轻微，则闻之而知其气虚矣，四肢无力，则问之而知其气虚矣，脉来虚弱，则切之而知其气虚矣……四药皆甘温，甘得中之味，温得中之气，犹之不偏不倚之君子，故名之。若内伤虚热，或饮食难化，须加炮姜。

类方：加陈皮，名异功散，调理脾胃。

加黄芪、山药，名六君子汤，病后调理，助脾进食。

去白术、茯苓，加黄芪、肉桂、生姜，名保元汤，治小儿痘疮，阳虚顶陷，或血虚浆清，不能发起灌浆者。不用白术，避其燥，不用茯苓，恐其渗。

去甘草，加橘皮、枳实、生姜橘枳姜汤，名外台茯苓饮，治心胸中有痰饮宿水，自吐出水，复心胸间虚气满不能食，消痰气令能食。

加藿香、木香、葛根，名七味白术散，治脾胃久虚，呕吐泄泻频作不止。

加白芷、乌药、青皮、陈皮，名八味顺气散，治七情拂郁，令人手足厥冷者。

去人参，加白芍，名三白汤，治虚烦，或泄或渴，为调理内伤外感之奇方。

加山药、扁豆、姜、枣，名六神散，治小儿表热去后又发热者，热甚者加升麻、知母。

加竹沥、姜汁，名四君子汤加竹沥姜汁方。朱丹溪：半身不遂，在右者属气虚，以此方主之；半身不遂，在左者属瘀血，四物汤加桃仁红花竹沥姜汁方主之。

加陈皮、半夏，亦名六君子汤，治气虚，痰气不利者。陈夏六君子汤加乌梅、草果，名四兽饮，治五脏气虚，七情兼并，结聚痰饮，与卫气相搏，发为疟疾，亦治瘴疟。六君子汤加柴胡、白芍、黄芩、葛根，名十味人参散，治虚热潮热，身体倦怠。六君子汤加木香、砂仁，名香砂六君子汤，治脾胃气虚，寒湿滞于中焦之胃痛或腹痛泄泻。香砂六君子汤去半夏，加山药、肉蔻、焦三仙，名健脾丸，治脾胃虚弱，饮食内停，脘腹胀闷，大便溏薄等症。

合四物汤，名八珍汤，治气血两虚诸症。八珍汤加半夏、陈皮，名三合汤探吐法，治妊娠转胞，不得小便者，此汤服之探吐，数日愈。八珍汤合小柴胡汤，名河间三合汤，治产后日久虚劳。八珍汤加黄芪、肉桂，名十全大补汤，治气血不足，虚劳咳嗽，食少遗精，脚膝无力，疮疡不敛，妇女崩漏等。十全大补汤加附子、半夏、麦冬、肉苁蓉_{附夏麦蓉}，名十四味建中汤，治阴证发斑，证见手足胸背等部位出现高出皮肤稀疏淡红色斑点。十全大补汤去川芎，加陈皮，名温经益元汤，治汗后（亡阳）头眩，心悸筋惕肉瞤，或汗出不止，或下后（亡阴）利不止，身体疼痛。十全大补汤去白芍，加山茱萸、五味子、肉苁蓉、防风、姜、枣，名大补黄芪汤，治气血两虚，自汗不止，及阳虚发厥。十全大补汤去川芎，加陈皮、远志、五味子，名人参养荣汤，治脾肺两虚，发热恶寒，肢体瘦倦，食少作泻等症。柯琴：古人治气虚以四君，治血虚以四物，气血俱虚者以八珍，更加黄芪、肉桂，名十全大补，宜乎万举万当也，而用之有不获效者，盖补气而不用行气之品，则气虚之甚者，无气以受补，补血而仍用行血之物于其间，则血虚之甚者，更无血以流行，故加陈皮以行气，而补气者，悉得效其用，去川芎行血之味，而补血者，因以奏其功，此善治者，只一加一减，便能转旋造化之机也，然气可召而至，血易亏难成，苟不有以求其血脉之主而养之，则营气终归于不足，故倍人参为君，而佐以远志之苦，先入心以安神定志，使甘温之品，始得化而为血，以奉生身，又心苦缓，必得五味子之酸以收敛神明，使营行脉中而流于四脏，名之曰养营，不必仍十全之名，而收效有如此者。十全大补汤去熟地、黄芪、甘草，加小米百粒，名胃风汤，治胃虚肠弱，寒风侵入，而致大便泄泻，完谷不化或大便下血。十全大补汤去熟地、肉桂，加白芷、银翘，名托里消毒散，治疮疡脾胃素弱，营卫不调。十全大补汤加羌活、防风、杜仲、牛膝、附子<small>羌防杜膝附子</small>，名大防风汤，治鹤膝风。

十六、理中丸

组成：人参　白术　干姜　甘草各三两

适应证：治中焦虚寒诸症，阳虚失血，及小儿慢惊，病后喜唾，胸痹等由中焦虚寒所致者。

加减：加桂枝以平下焦水寒之气上逆，加生姜以温胃止呕，加附子以散寒除满，加茯苓以利水定惊，加人参以补虚止腹痛。

类方：加桂枝，名桂枝人参汤，治太阳表证不除，而数下之，协热而利，心下痞硬，表里不解者。

加附子，名附子理中汤，治中寒腹痛身痛，四肢拘急。

加半夏、茯苓，名理中化痰丸，治脾胃虚寒，痰涎内停。

加青皮、陈皮，名治中汤，治理中汤证见腹满痞闷，兼有食积者。

加陈皮、茯苓，名补中汤，治泄泻。

加黄连、茯苓，为连理汤，治外受酷暑，内伤生冷，泻肚而渴。

加枳实、茯苓，名枳实理中丸，治寒实结胸，疼痛欲绝，胸膈高起，手不可近，用大陷胸汤治之不效者。

去甘草，加茯苓、川椒、乌梅，为理中安蛔丸，治胃寒痛，吐蛔虫。蛔得甘则动，得辛则伏，得酸则止，得苦则下。

去人参、白术，加熟地、当归，名理阴煎，治真阴不足，忽感寒邪，不能解散，或发热头身疼痛，或虽渴而不喜饮冷，脉无力者。理阴煎加炮附子，名附子理阴煎，治命门火衰，阴中无阳。

十七、补中益气汤

组成： 黄芪一钱　人参三分　当归二分　陈皮三分　白术三分　炙甘草五分　柴胡三分　升麻三分

记忆： 补中益气黄芪参，归陈术草柴胡升。

适应证： 治一切清阳下陷，中气不足之证。

方解： 李东垣：内伤脾胃，乃伤其气，外感风寒，乃伤其形，伤其外为有余，有余者泻之，伤其内为不足，不足者补之，若内伤之证误作外感，妄发其表，重虚元气，祸如反掌，故立补中益气汤主之。

柯琴：是方也，用以补脾，使地道卑而上行，亦可以补心肺，损其肺者益其气，损其心者调其营卫也，亦可以补肝，郁而达之也。

《医方考》：人生与天地相似，天地之气一升，则万物皆生，天地之气一降，则万物皆死，故用升麻、柴胡为佐，以升乎甲胆乙肝之气也，盖甲乙者，东方生物之始，甲乙之气升，则木火土金水次第而生生矣。

禁忌证：柯琴：惟不宜于肾，阴虚于下者不宜升，阳虚于下者更不宜升也，凡东垣治脾胃方，俱是益气，去白术、当归，加苍术、木香，便是调中，加麦冬、五味辈，便是清暑。

张景岳：若全无表邪寒热，而但有中气亏甚者，则升、柴之类，大非所宜，盖以升、柴味皆苦寒，性专疏散，虽曰能引清气上升，然惟有邪者，固可因升而散之，使或无邪，能不因散而愈耗其中气乎？……总之，元气虚极者，毫不可泄；阴阳下竭者，毫不可升；真火亏败者，毫不可用清凉。

加减：血不足者，加当归；精神短少，加人参、五味子；肺热咳嗽，去人参；嗌干，加葛根；头痛，加蔓荆子，痛甚加川芎；风湿相搏，一身尽痛，加羌活、防风；有痰，加半夏、生姜；胃寒气滞，加青皮、木香、白豆蔻；腹痛，加枳实、厚朴、木香、砂仁；腹痛，加白芍、甘草；热痛，加黄连；能食而心下痞，加黄连；咽痛，加桔梗；有寒，加肉桂；湿胜，加苍术；阴火，加黄柏、知母；阴虚，去升麻、柴胡，加熟地、山茱萸、山药；咳嗽，春加旋覆花、款冬花，夏加麦冬、五味子，秋加麻黄、黄芩，冬加干姜；泄泻，去当归，加茯苓、苍术、益智仁；如冬月恶寒发热无汗，脉浮紧，加麻黄；若脉浮缓而有汗，加桂枝、白芍。

类方：去当归、陈皮、柴胡，重用人参，名举元煎，治气虚下陷，血脱亡阳之重症，有不利于归、熟补血等剂，而但宜补气者，以此主之。

去人参、陈皮、白术、炙草，加知母、桔梗，名升陷汤，治胸中大气下陷，气短气促，呼吸困难，脉象参伍不调等症。

去白术、当归，加苍术、木香，名调中益气汤，治脾胃不调之食少短气，口不知味，食入反出等症。

加白芍、五味子，亦名调中益气汤，治气虚多汗。

去白术，加半夏、黄柏、神曲、草豆蔻，名升阳顺气汤，治饮食劳伤，满闷短气，不思饮食，时恶寒者。

合二陈汤、痛泻要方，去升麻、当归，加羌、独活、泽泻、黄连，为升阳益胃汤，治脾胃虚弱而湿邪不化，阳气不升，倦怠嗜卧，时值秋令，湿热方退，体重节痛，口苦口干，口不知味，二便不调等症。

加炒黄芩、炒神曲，为益胃升阳汤，治妇人经水不调，脱血，食少，脾虚水泻等症。

加白芍、栀子、姜、枣，名升阳举经汤，治气虚不摄血致妇人崩漏。

加苍术、半夏、黄芩，名参术益胃散，治内伤劳倦，燥热短气，口渴无味，大便溏黄。

合生脉散、二妙散，去柴胡，加葛根、青皮、泽泻、神曲_{葛根青泽曲}，名李氏清暑益气汤，治《金匮》谓太阳中暍，发热恶寒，身重而疼痛，其脉弦细芤迟，小便已，洒然毛耸，手足逆冷，小有劳，身即热，口开前板齿燥，若发其汗气虚重夺其阳也，则恶寒甚，加温针重伤经中之液，则发热甚，数下劫其在里之阴，则淋甚，可与东垣清暑益气汤。薛生白：湿热证，湿热伤气，四肢困倦，精神减少，身热气高，心烦溺黄，口渴自汗，脉虚者，用东垣清暑益气汤治之。李氏清暑益气汤去葛根、青皮、泽泻，名黄芪人参汤，治暑伤元气，长夏倦怠胸满，自汗，时作头痛。李氏清暑益气汤去葛根、青皮，加黄连、生地、茯苓，名清燥汤。李东垣：六七月之间，湿令大行，子能令母肺实，湿助热旺而刑燥金，绝其寒水生化之源，源绝则肾亏，痿厥之病作矣。

合二陈汤，去当归、炙甘草、柴胡、升麻，加天麻、苍术、黄柏、泽泻、麦芽、神曲、干姜，名李氏半夏白术天麻汤，治足太阴痰厥头痛证：脾胃内伤，眼黑头眩，头痛如裂，身重如山，恶心烦躁，四肢厥冷。

加白芍、细辛、川芎、蔓荆子，名顺气和中汤，治清阳不升，头痛恶风，脉弦微细。

加羌活、防风、细辛、川芎，名调营养卫汤，治劳力伤寒，身痛体热，恶寒微渴，汗出身痛，脉浮无力。

去当归、陈皮、白术、柴胡，加白芍、蔓荆子、葛根、黄柏，名益气聪明汤益气聪明黄芪参，芍蔓葛根柏草升，治中气亏虚之内障目昏，耳鸣耳聋。

加黄柏、生地，名补中益气汤加黄柏生地汤，治阴火乘阳，发热昼甚，自汗短气，口渴无味。

去黄芪、白术，加熟地、山药，名补阴益气煎，阴虚感邪者，宜补阴益气煎，气虚感邪者，宜补中益气汤。

十八、参苓白术散

组成：人参二斤　茯苓二斤　白术二斤　扁豆一斤半　莲子一斤　甘草二斤　山药二斤　砂仁一斤　薏苡仁一斤　桔梗一斤

记忆：参苓白术扁豆呈，莲草山药砂苡仁；桔梗上浮兼保肺，枣汤调服益脾神。

适应证：治脾虚食少，便溏诸症。《医方考》：脾胃喜甘而恶苦，喜香而恶秽，喜燥而恶湿，喜得而恶滞。

类方：八珍糕：参苓白术散加芡实、糯米、粳米。治小儿脾胃虚弱，形瘦色黄，腹胀便溏。

十九、痛泻要方

组成： 土炒白术三两　炒白芍二两　炒陈皮一两半　防风二两

记忆： 术芍陈风。

适应证： 治土虚木乘，腹痛泄泻。

加减： 久泻者，加升麻。去白芍，名海藏神术汤，治三时外感寒邪，内伤生冷而发热及脾泻肠风。无汗用苍术，加葱白、生姜，有汗用白术、生姜。

二十、桃花汤

组成： 赤石脂一斤　干姜一两　粳米一升

适应证： 温肾补虚之力不足，治中焦虚寒之久泻。若一服愈，余勿服。

类方： 赤石脂禹余粮汤，固涩之力较桃花汤强。

二十一、四神丸

组成： 补骨脂四两　肉豆蔻二两　吴茱萸一两　五味子二两

适应证：《古方选注》：四神者，四种之药，治肾泄有神功也。

二十二、真人养脏汤

组成： 人参　白术各六钱　炙甘草八钱　粟壳三两六钱　诃子一两二钱　肉桂八钱　肉豆蔻半两　当归六钱　白芍一两六钱　木香一两四钱

记忆： 四君子汤，去茯苓，加粟壳、诃子、肉桂、肉豆蔻、当归、白芍、木香。

适应证：治久泻久痢，脾肾虚寒，不能固摄所致大便滑脱不禁。

加减：如脏腑滑泻，夜起，久不瘥者，加炮附子煎服。

二十三、乌梅丸

组成：乌梅三百枚 黄连十六两 黄柏六两 细辛六两 干姜十两 炮附子六两 桂枝六两 川椒四两 当归四两 人参六两

记忆：乌梅连柏细辛，姜附桂椒归参。

适应证：治蛔厥，亦治久痢、久泻。

二十四、肥儿丸

组成：使君子五两 槟榔二十个 炒神曲十两 黄连十两 肉豆蔻五两 炒麦芽五两 木香二两

记忆：肥儿使君槟曲连，肉蔻麦芽木香全。

适应证：治虫积腹痛，消化不良。

二十五、归脾汤

组成：人参半两 白术 茯神各一两 炙甘草两钱半 当归一钱 黄芪一两 炙远志一钱 木香半两 炒酸枣仁 龙眼肉各一两

记忆：四君子汤合当归补血汤，加远志、木香、酸枣仁、龙眼肉。

适应证：治心脾两虚，脾不统血诸症。

二十六、健脾丸

组成：木香七钱半 砂仁一两 人参一两五钱 炒白术二两半 茯苓二两 甘草七钱半 陈皮一两 酒炒黄连七钱半 山楂 炒

神曲　炒麦芽　山药　肉豆蔻各一两

　　记忆： 香砂六君连三仙，山药肉蔻夏不添。

　　适应证： 治脾胃虚弱，饮食内停证。

二十七、六和汤

　　组成： 人参　白术　赤茯苓各二钱　甘草五分　扁豆二钱　厚朴八分　半夏二钱　砂仁八分　木瓜一钱半　杏仁　藿香各二钱

　　记忆： 六和四君扁朴，半砂木瓜杏藿。

　　适应证： 重在健脾，治湿伤脾胃，清浊不分之证。

二十八、枳实消痞丸

　　组成： 枳实五钱　人参三钱　白术　茯苓　炙甘草　麦芽曲各二钱　半夏曲三钱　厚朴四钱　干生姜一钱　黄连五钱

　　记忆： 枳实消痞四君先，麦芽夏曲朴姜连。

　　适应证： 治热重于寒，实多虚少之痞满。

二十九、旋复代赭汤

　　组成： 旋覆花三两　代赭石一两　半夏半升　人参二两　姜五两　枣十二枚　炙草三两

　　适应证： 治胃气虚弱，痰浊内阻，心下痞硬，噫气不除。

　　选方：《纲目》：病解后痞硬噫气，不下利者用此汤，下利者生姜泻心汤……《活人书》：有旋复代赭汤证，其人或咳逆气虚者，先服四逆汤；胃中寒者，先服理中汤，后服此汤为良。

三十、橘皮竹茹汤

组成：橘皮二斤　竹茹二升　人参一两　生姜半斤　大枣三十枚　甘草五两

适应证：治胃虚有热，呃逆干呕；本汤证为久病虚火上逆而干呕，非胃寒胃热停痰积饮。

类方：橘皮、竹茹、柿蒂、姜汁为新制橘皮竹茹汤，治温病胃热呃逆不止。

济生橘皮竹茹汤：橘皮竹茹汤合二陈汤，加麦冬、枇杷叶，治胃热呃逆而气阴两虚者。

三十一、丁香柿蒂汤

组成：丁香二钱　柿蒂三钱　人参一钱　生姜三钱

适应证：治胃气虚寒，呃逆不止。

类方：去人参，名济生柿蒂汤，胃不虚者用之。

去人参、生姜，加竹茹、陈皮，名丁香柿蒂竹茹汤，治胃寒气郁兼痰的呃逆。

三十二、大建中汤

组成：人参二两　干姜四两　川椒二合　饴糖一升

记忆：大建参姜椒饴糖。

适应证：治中阳衰微，阴寒内盛，胸腹中大寒痛。纯用辛甘之品温建中阳，其补虚之力，远较小建中汤为峻。

三十三、吴茱萸汤

组成：吴茱萸一升　人参三两　生姜六两　大枣十二枚

适应证：治胃中虚寒诸症，厥阴头痛，干呕吐涎沫，及少阴吐利，手足逆冷，烦躁欲死。

三十四、玉女煎

组成： 石膏三五钱　知母一钱半　麦冬二钱　熟地三五钱或一两　牛膝一钱半

记忆： 玉女膏知麦地膝。

适应证： 治少阴不足，阳明有余，胃热伤阴之证。若大便溏泄，乃非所宜。

类方： 玉女煎去牛膝、熟地，加玄参、生地为加减玉女煎。太阴温病，气血两燔者，玉女煎去牛膝加元参主之。

三十五、资生丸

组成： 藿香　黄连　人参　茯苓　白术　扁豆　橘红　莲子　炙甘草　山药　薏苡仁　桔梗　泽泻　白豆蔻　炒芡实　山楂　炒麦芽（一方无泽泻，有砂仁）

记忆： 资生丸中藿香连，参苓白术散齐全；泽泻豆蔻芡楂麦，健脾安胎保育先。

适应证： 治妊娠三月，阳明脉衰，或胎元不固；又治脾虚失运，不思饮食，呕吐泄泻，小儿疰夏。

三十六、薯蓣丸

组成： 山药三两　人参七钱　茯苓五钱　白术六钱　甘草二两四钱　干生地　当归各一两　芍药　川芎各六钱　桔梗五钱　杏仁六钱　防风六钱　柴胡五钱　桂枝一两　干姜三钱　阿胶七钱　麦冬六钱　大豆黄卷　神曲各六钱　白蔹二钱　大枣一百枚（为膏）

记忆： 薯蓣丸用八珍汤，桔杏防风柴桂姜；阿胶麦冬豆黄卷，神曲白蔹大枣帮。

适应证： 治虚劳气血俱虚，阴阳失调，外兼风邪。

第八节 治肝剂

肝为厥阴，厥阴为两阴交尽，胆为少阳，少阳为春生一阳之气。肝体阴而用阳，借少阳生发之气而为五脏之长。

张洁古：肝病治法，有余泻之，方法有泻子心、行气、行血、镇惊、搜风；不足补之，方法有补母肾、补血、补气；本热寒之，方法有泻木、泻火、攻里；标热发之，方法有和解、解肌。胆病治法，实火泻胆；虚火温胆；本热平之，有降火、镇惊；标热和之，主要和解。

肝病最常用治法抓住从本从标：从标者，抓住气、火、风，肝气郁结者，宜疏肝理气，肝火旺者，宜清肝泻火，肝风内动者，宜平肝息风；从本者，抓住阴阳，阴血亏虚者，用养阴血柔肝；阳气虚者，用暖肝温经。

王泰林：肝气、肝火、肝风三者同出异名，其中侮脾乘胃，冲心犯肺，挟寒挟痰，本虚标实，种种不同，故肝病最杂，而治法最广。

王泰林治肝三十法：肝气之治，首宜疏肝理气，症见两胁胀痛，药如香附、郁金、青陈皮，兼寒加吴茱萸，兼热加丹栀，兼痰加半夏茯苓；如疏肝不应，营气痹窒，络脉瘀阻，为久病入络之证，宜疏肝通络，药如旋覆花、茜草、归尾、桃仁、泽兰；如肝气胀甚，疏之不应，反而更甚，肝失柔顺，疏肝不宜，治宜柔肝，以柔制刚，药如当归、枸杞、牛膝，兼热加天冬、生地，兼寒加肉苁蓉、肉桂；肝气甚而中气虚，治宜缓肝，甘以缓急，甘以缓中，药如白芍、甘草、麦冬、大枣；肝气乘脾，脘腹胀痛，治宜培土泄木，药如六君子汤加吴茱萸、白芍、木香；肝气乘胃，脘痛呕酸，肝郁气逆，挟火犯胃，治宜泄肝和胃，药如左金丸、川楝子、白豆蔻；肝气上冲于心，热厥心胃痛，治宜泄肝，药如黄连、吴茱萸、元胡、川楝子，兼寒，去黄连，加川椒、桂枝，寒热错杂，保留黄连，再加白芍；肝气上冲于肺，突发胁痛，暴上气而喘，肝气侮肺，治宜抑肝，药如桑白皮、杏仁、苏梗、橘红；肝风上冒巅顶，头痛目眩，旁窜四肢，经脉掣引，肢麻肉瞤，肝风上冒者，阳亢居多，旁窜四肢者，血虚为多；肝风初起，头目昏眩，治宜息风和阳，药如羚角、钩藤、菊花、桑叶、石决明、白蒺藜；息风和阳不效，为肝阴灼烁，阴虚不能潜阳，治宜息风潜阳，药如牡蛎、玄参、生地、阿胶、白芍、女贞；肝风上逆，中虚气馁，纳谷日少，土虚不能植木，治宜培土宁风，药如人参、甘草、麦冬、白芍、菊花、玉竹；肝风旁窜四肢，血少络虚，治宜养血息风，药如生地、归身、枸杞子、怀牛膝、天麻、首乌；风虚头重，眩晕苦极，饮食不知谷味，中焦气馁，阳气不升，髓海不足，虚风内动，治宜温中暖土、振奋阳气，药如金匮术附汤；肝火上逆，治宜清肝，药如丹栀、羚羊角、黄芩、连翘、夏枯草；清肝不应，肝火炽张，改为泻肝泻子心，苦寒直折，药如龙胆泻肝汤、泻青丸、当归龙荟丸、黄连；肝火上炎，清之不应，火必伤阴，并侮金，改为制肝，药如沙参、麦冬、石斛、天冬、玉竹、石决明；肾水亏虚，肝火上逆，阴虚火旺，治宜益肾水，药如六味丸、大补阴丸；肝经有寒，呕吐清酸涎，上气等，治宜温肝，药如肉桂、吴茱萸、川椒，兼中虚胃寒，加大建中汤；另有补肝补肝阴，药如生地、白芍；补肝阳，药如肉桂、川椒；补肝血，药如当归、川芎；补肝气，药如天麻、白术、菊花、细辛，镇肝药如牡蛎、石决明、龙骨、代赭石、磁石，敛肝药如白芍、乌梅、木瓜三法，更有平肝药如钩藤、白蒺藜，散肝药如逍遥散，搜肝药如天麻，荆芥，防风，羌、独活，僵蚕，蝉蜕，蔓荆子，白附子。

《金匮要略》：上工治未病，见肝之病，知肝传脾，当先实脾。截断肝病传变之路，金水相生，制肝养肝，可裕生化之源。

一、柴胡疏肝散

组成： 柴胡二钱　芍药　炒枳壳各一钱半　炙甘草五分　香附　川芎各一钱半　陈皮二钱

记忆： 四逆散去枳实，加枳壳、香附、川芎、陈皮。

适应证： 为疏肝行气和血方。

二、越鞠丸

组成： 香附　川芎　栀子　苍术　神曲各等份

适应证： 治气血痰火湿食六郁之轻证。

加减： 若气虚加人参，气痛加木香，郁甚加郁金，懒食加谷芽，胀加厚朴，痞加枳实，呕痰加姜夏，火盛加黄连。

类方： 越鞠丸合二陈汤，去神曲，加砂仁为六郁汤。

三、泻青丸

组成： 栀子　大黄　当归　川芎　龙胆草　羌活　防风各等份

记忆： 泻青栀子大黄，归芎龙胆羌防。

适应证： 疏散肝经郁火。

四、化肝煎

组成： 丹皮　炒栀子各一钱半　土贝母二至三钱　泽泻一钱半

白芍　青皮　陈皮各二钱

记忆：化肝丹栀贝，泽芍青陈配。

适应证：治怒气伤肝，气逆动火，而致烦热、胁痛、动血等症。

五、泻热栀子煎

组成：青皮　陈皮各二两　栀子二十一枚　淡豆豉六合（熬，绵裹）　竹茹一两（熬）

记忆：青陈栀豉竹茹。

适应证：治胆腑实热，精神不守。

六、龙胆泻肝汤

组成：酒炒龙胆草二钱　酒炒栀子　炒黄芩　木通各三钱　泽泻四钱　车前子三钱　柴胡　甘草各二钱　当归一钱　生地三钱

记忆：龙胆栀芩酒拌炒，木通泽泻车柴草；当归生地益阴血，肝胆实火湿热消。

适应证：治肝胆实火，肝经湿热循经上扰下注诸症。

七、茵陈蒿汤

组成：茵陈六两　栀子十四枚　大黄二两

适应证：为治湿热黄疸之第一要方。

八、麻黄连翘赤小豆汤

组成：麻黄二两　连翘二两　赤小豆一升　梓白皮一升（可用桑皮或茵陈代替）　杏仁四十个　姜二两　枣十二枚　炙草二两

记忆：麻黄连翘赤小豆，梓皮杏仁姜枣草。

适应证：治伤寒表不解，瘀热在里发热者。

选方：阳明湿热发黄偏于里用茵陈蒿汤，偏于半表半里用栀子柏皮汤，偏于表用麻黄连翘赤小豆汤。

九、当归龙荟丸

组成：当归—两　龙胆草　芦荟　青黛各五钱　麝香五分　黄连　黄芩　黄柏　栀子各—两　大黄五钱　木香—钱五分

记忆：当归龙荟黛麝香，黄连解毒军木香。

适应证：备用大苦大寒之剂，着重于直泻实火从二便分消，用治于肝经实火之证。

十、橘核丸

组成：炒橘核—两　厚朴半两　桃仁　海藻　海带　昆布各—两　炒元胡半两　川楝子—两　炒枳实　肉桂　木香　木通各半两

记忆：橘核丸用厚桃藻布，金铃子散枳桂木通。

适应证：软坚散结强，长于治阴囊睾丸肿胀硬痛之颓疝。

十一、天台乌药散

组成：乌药　高良姜　青皮各半两　槟榔二个　川楝子十个　巴豆七十粒　木香　小茴香各半两

记忆：天台乌药高良姜，青槟楝巴木茴香。

适应证：行气散寒强，多用于寒凝气滞之小肠疝气。

治疝气常用药：茴香、木香、川楝、吴茱萸、槟榔、荜茇、附子。

十二、暖肝煎

组成：枸杞子三钱　当归二三钱　乌药二钱　沉香—钱

小茴香二钱　肉桂一二钱　生姜三五片　茯苓二钱

记忆：暖肝枸当乌沉，茴香肉桂姜苓。

适应证：温养肝肾，适宜于肝肾阴寒，凝滞经脉之疝气，及少腹疼痛者。

加减：如寒甚者，加吴茱萸、干姜，甚者加附子。

十三、半夏白术天麻汤

组成：半夏一钱半　橘红　茯苓各一钱　甘草五分　天麻一钱　白术三钱　生姜一片　大枣二枚

记忆：二陈汤，加天麻、白术、姜草。

适应证：治风痰上扰，头痛眩晕。

十四、牵正散

组成：白附子　全蝎　白僵蚕各等份

记忆：牵正白附蝎僵蚕。

适应证：治风痰阻于头面经络偏温者。

十五、羚角钩藤汤

组成：羚羊角钱半　钩藤三钱　滁菊花三钱　桑叶二钱　鲜生地五钱　白芍三钱　茯神木三钱　甘草八分　川贝四钱　竹茹五钱

记忆：羚角钩藤菊花桑，地芍茯草贝茹尝。

适应证：治邪热传入厥阴，肝经热盛动风。

十六、钩藤饮

组成：羚羊角一分　钩藤三钱　天麻二钱　全蝎三分　炙甘草半钱　人参一钱

记忆：羚角钩藤，天蝎草人。

适应证：治小儿牙关紧闭，手足抽搐，惊悸壮热，兼见气虚者。

十七、大秦艽汤

组成：秦艽三两 细辛半两 白术一两 茯苓一两 甘草二两 熟地一两 当归二两 白芍二两 川芎二两 白芷一两 羌活一两 独活二两 防风一两 石膏二两 黄芩一两 生地黄一两

记忆：大秦艽细辛，八珍汤无参；白芷羌独防，膏芩生地黄。

适应证：汪昂言其为六经中风轻者之通剂也。

十八、天麻钩藤饮

组成：天麻三钱 钩藤四钱 石决明六钱 栀子 黄芩 益母草各三钱 川牛膝四钱 桑寄生 杜仲 夜交藤 茯神各三钱

记忆：天麻钩藤，石决栀芩；益膝寄杜，夜交茯神。

适应证：治肝阳偏亢，肝风内动，头晕头痛失眠。

十九、镇肝熄风汤

组成：怀牛膝一两 代赭石一两 生龙骨五钱 生牡蛎五钱 生龟板五钱 白芍五钱 玄参五钱 甘草一钱半 天冬五钱 生麦芽二钱 川楝子二钱 茵陈二钱

记忆：镇肝息风膝赭重，龙牡龟芍玄草冬；麦芽楝茵条肝气，肝阳上亢化风用。

适应证：治肝肾阴虚，肝阳上亢，气血逆乱诸证。

加减：心中热盛，加石膏；痰多者，加胆星；尺脉重按虚者，加熟地、山茱萸；大便不实者，去龟板、赭石，加赤石脂。

二十、阿胶鸡子黄汤

组成： 阿胶二钱　鸡子黄二个（先煎代水）　白芍三钱　炙甘草六分　生地黄四钱　石决明五钱　生牡蛎四钱　钩藤二钱　茯神木四钱　络石藤三钱

记忆： 阿胶鸡子黄，芍草生地黄；石决牡钩藤，茯神络石藤。

适应证： 治邪热久羁，炽烁阴血，虚风内动，筋脉拘急，手足瘛疭。

二十一、鳖甲煎丸

组成： 鳖甲十二分（炙）　乌扇（烧）　黄芩各三分　柴胡六分　鼠妇（熬）　干姜　大黄各三分　芍药五分　桂枝三分　葶苈一分（熬）　石韦（去毛）　厚朴三分　丹皮五分（去心）　瞿麦二分　柴葳三分　半夏　人参各一分　蟅虫五分（熬）　阿胶三分（炙）　蜂窝四分（熬）　赤硝十二分　蜣螂六分（熬）　桃仁二分

适应证： 治疟疾日久不愈，胁下痞硬成块，结成疟母。

二十二、一贯煎

组成： 生地黄六钱至一两五钱　北沙参三钱　当归身三钱　枸杞子三钱到六钱　麦冬三钱　川楝子一钱半

记忆： 一贯煎中生地黄，沙参归杞麦冬藏；少佐川楝泄肝气，阴虚肝郁此方良。

适应证： 治肝阴不足，气郁生热犯胃。与逍遥散治情志不遂，肝气郁滞乘脾有所不同。

加减： 大便秘结，加瓜蒌仁；虚热有汗，加地骨皮；

痰多，加川贝；舌红而干，阴亏过甚，加石斛；胁胀痛，按之硬，加鳖甲；烦热而渴，加石膏、知母；腹痛，加芍、草；脚弱，加牛膝、苡米；不寐，加酸枣仁；口苦燥，加少许黄连。

二十三、甘麦大枣汤

组成：甘草三两　小麦一升　大枣五至七枚
适应证：治心虚肝郁之脏燥。

第九节　治肾剂

肾藏精纳气主水，内寄元阴元阳，为先天之本，宜盛不宜衰，膀胱主表，主一身卫外，为州都之官，津液藏焉，气化而溺出，膀胱与肾相表里，外感之病，由表入里，内伤之病，穷必及肾。

肾阳虚者，治宜补肾温阳，肾阴虚者，治宜补肾填精；肾藏元阴元阳，治宜阴中求阳、阳中求阴；补肾阳别于回肾阳，补肾阳忌刚燥，刚燥反损真阴，补肾阴不能滥用滋填，过于滋腻，阴液不能速生，反伤生气，应刚柔相济，补泻结合，此外，阴虚火旺慎用苦寒，久用苦寒有伤阴之弊，而龙火愈亢。

程钟龄：古人或谓补脾不如补肾者，以命门之火，可生脾土也；或谓补肾不如补脾者，以饮食之精，自能下注于肾也。须知脾弱而肾不虚者，以补脾为亟；肾弱而脾不虚者，则补肾为先。若脾肾两虚，则并补之。

严用和：凡不进饮食，以脾胃之药治之，多不效者，亦有谓焉。人之有生，不善摄养，房劳过度，真阳衰虚，坎火不温，不能上蒸脾土，冲和失布，中州不运，是致饮食不进，胸膈痞塞。或不食而胀满，或已食而不消，大腑溏泄，此皆真火虚衰，不能蒸蕴脾土而然。肾气若壮，丹田火经上蒸脾土，脾土温和，中焦自治，膈开能食矣。

《金匮要略》：虚劳里急，悸，衄，腹中痛，梦失精，四肢酸疼，手足烦热，咽干口燥，小建中汤主之；虚劳里急，诸不足，黄芪建中汤主之。

命火不足，治宜补肾温阳，药如肾气丸、右归丸；精气不足，治宜滋肾养阴，药如六味地黄丸、左归丸；肾气不固，治宜补肾固精，药如桑螵蛸散、缩泉丸；肾不纳气，治宜补肾纳气，药如参蛤散、都气丸、黑锡丹；肾阳亏虚水泛，治宜温肾化水，药如真武汤、济生肾气丸；阴虚水肿，病属难治，治宜养阴化气利水，药如六味地黄丸加桂枝或猪苓汤；脾肾两虚，治宜肺肾双补，脾病及肾用附子理中，肾病及脾用肾气丸、四神丸。

一、五苓散

组成： 茯苓 猪苓各三钱 泽泻五钱 白术三钱 桂枝二钱（无表证，桂枝可改为肉桂）

适应证： 太阳病，发汗后，大汗出，胃中干，烦躁不得眠，欲得饮水者，少少与饮之，令胃气和则愈，若脉浮，小便不利，微热消渴者，与五苓散主之；中风发热，六七日不解而烦，有表里证，渴欲饮水，水入则吐者，名曰水逆，五苓散主之。

选方： 太阳停饮有二：一中风，表虚有汗，五苓散证也；一伤寒，表实无汗，小青龙汤证也。

禁忌证： 小便利者不宜用，盖太阳病热而渴，小便若利，则胃中津液已耗，不宜再用五苓散以劫夺其津液也。李东垣：伤饮者，无形之气也，宜发汗利小便，以导其湿，伤食者，有形之物也，轻则消化，或损谷，重则方可吐下，若汗下之后，内亡津液，而便不利者，不可用五苓散，恐重亡津液，而益亏其阴也，勿治之，便利自愈，一切阳虚不化气，阴虚而泉竭，以致小便不利者，若再用五苓散以劫其阴阳，祸如反掌，不可不慎！

类方：去桂枝，名四苓汤，治湿盛于内，水泻，小便不利者。

加朱砂，名朱砂五苓散，治小便不利。

加苍术，名二术五苓散，治寒湿诸症。

加川楝子，名川楝五苓散，治水疝。

加茵陈，名茵陈五苓散，治湿热发黄，湿重于热，小便不利者。

去茯苓、猪苓、桂枝，名泽泻汤，治心下支饮，苦眩冒。

去猪苓、泽泻、桂枝，名茯苓白术汤，治脾虚不能制水，湿盛泄泻。

合平胃散，为胃苓汤，治夏秋之间脾胃伤冷，水谷不分，泄泻不止，以及水肿、小便不利者。

合泻心汤，去桂枝、猪苓，加枳实、神曲，为枳实导滞丸，治湿热食积。

合黄连香薷饮黄连、香薷、扁豆、厚朴，名薷苓汤，治伤暑泄泻。

合小柴胡汤，名柴苓汤，治泄泻发热口渴，疟疾热多寒少，口渴心烦。

合益元散六一散加朱砂、灯心草，加琥珀，名茯苓琥珀汤，治小便频而短少。

合六一散，加石膏、寒水石，为桂苓甘露饮，治中暑受湿，发热头痛，烦渴引饮，小便不利，以及霍乱吐下。

加人参，名春泽汤，治伤暑泄泻，泻定仍渴，小便不利；合四君子汤，亦名春泽汤，治体虚无大病而口渴，或大病愈后口渴者。

合三仁汤，去白术、桂枝、竹叶、通草、滑石，加藿香、淡豆豉，名藿朴夏苓汤，治湿温初起，邪在卫分证。

去白术、桂枝，加滑石、阿胶，名猪苓汤，治阴虚水热互结伤阴诸症；治阳明病误治，若脉浮发热，渴欲饮水，小便不利者，猪苓汤主之；少阴病，下利六七日，咳而呕渴，心烦不得眠者，猪苓汤主之；少阴小便不利而见虚热之象，用猪苓汤，见虚寒之象，用真武汤。

二、五皮散

组成：陈皮　生姜皮　大腹皮　茯苓皮　桑白皮各等份

记忆：五皮陈姜腹苓桑。

适应证：治脾虚湿盛，泛溢肌肤之皮水。

三、白术散

组成：陈皮　生姜皮　大腹皮　茯苓皮各五分　白术一钱

记忆：五皮散去桑白皮，加白术。

适应证：治妊娠水肿。

四、滋肾通关丸

组成：酒炒黄柏二两　酒炒知母一两　肉桂一钱

适应证：治阳盛阴虚，热在下焦血分，口不渴，而小便不通，及肾虚蒸热，脚膝无力，阴痿，阴汗，冲脉上冲而喘。

选方：若膀胱阳虚，阴无以化，口不渴，而小便不通者，又当用肾气丸。

五、苓桂术甘汤

组成：茯苓四两　桂枝三两　白术二两　炙甘草二两

适应证：治中阳不足之痰饮病。伤寒若吐若下后，心下逆满，气上冲胸，起则头眩，脉沉紧，苓桂术甘汤主之，发汗则动经，身为振振摇者。心下有痰饮，胸胁支满，目眩，苓桂术甘汤主之。夫短气，有微饮，当从小便去之，苓桂术甘汤主之，肾气丸亦主之。

六、茯苓泽泻汤

组成：茯苓半斤　桂枝二两　白术三两　甘草二两　泽泻四两　生姜四两

记忆：苓桂术甘汤加泽泻、生姜。

适应证：治蓄饮呕吐；胃反，吐而渴饮者。

七、苓桂甘枣汤

组成：茯苓半斤　桂枝四两　炙甘草二两　大枣十五枚

适应证：治心阳不足，欲发奔豚。发汗后，其人脐下悸者，欲作奔豚，苓桂甘枣汤主之。

八、苓桂姜甘汤／茯苓甘草汤

组成：茯苓二两　桂枝二两　生姜三两　炙甘草一两

用法：生姜用量宜大。

适应证：伤寒汗出而渴者，五苓散主之；不渴者，茯苓甘草汤主之。伤寒厥而心下悸者，宜先治水，当服茯苓甘草汤，却治其厥，不尔，水渍入胃，必作利也。

九、苓姜术甘汤/肾着汤

组成：茯苓四两　干姜四两　白术二两　甘草二两

适应证：治寒湿下侵，身重腰下冷痛，腰重如带五千钱。

十、苓桂味甘汤

组成：茯苓四两　桂枝四两　五味子半升　炙甘草三两

适应证：治咳逆倚息不得卧，服小青龙已，多唾口燥，寸脉沉，尺脉微，手足厥逆，气从小腹上冲胸咽，手足痹，其面翕热如醉状，因复下流阴股，小便难，时复冒者。

十一、防己黄芪汤

组成：防己一两　黄芪一两一分　白术七钱半　甘草半两

记忆：防己黄芪白术草。

适应证：治风湿、风水表虚证。风湿，脉浮，汗出恶风者，防己黄芪汤主之；风水，脉浮身重，汗出恶风者，防己黄芪汤主之。《外台》防己黄芪汤，治风水，脉浮为在表，其人或头汗出，表无他病，病者但下重，从腰以上为和，腰以下当肿及阴，难以屈伸。

加减：腹痛加芍药，喘者加麻黄，气上冲者加桂枝，下有陈寒者加细辛。

类方：防己茯苓汤：防己黄芪苓桂草，治皮水阳虚证。皮水为病，四肢肿，水气在皮肤中，四肢聂聂动者，防己茯苓汤主之。

十二、真武汤

组成：炮附子一枚　茯苓三两　白术二两　芍药三两　生

姜三两

适应证：治脾肾阳虚，水气内停之证。

加减：若咳者，加细辛、干姜、五味子；若小便利者，去茯苓；如下利者，去白芍，加干姜；若呕者，去附子，加重生姜。

类方：去生姜，加人参，名附子汤。少阴病，得之一二日，口中和，其背恶寒者，当灸之，附子汤主之。少阴病，身体痛，手足寒，骨节痛，脉沉者，附子汤主之。附子汤，去附子，加人参、柴胡、姜、枣，名参胡三白汤，为大病后调理之圣剂。加减：营卫不和，去柴胡，加桂枝；口渴心烦，加麦冬、五味子；心下痞，加黄连、枳实；不得卧，加竹茹；无表热，去柴胡，名人参三白汤，纯乎调内。

十三、实脾饮

组成：白术　炮附子　炮干姜各一两　炙甘草半两　槟榔炒厚朴　木香　草果仁　木瓜各一两　大枣一枚　茯苓一两生姜五片

记忆：实脾白术，四逆槟朴；木香果仁，木瓜枣苓。

适应证：治脾肾阳虚之阴水，胸腹胀满者；宜与真武汤鉴别用之。

选方：《医宗金鉴》：实脾饮导水利气之力有余，阴水寒胜而气不虚者，固所宜也，若气少声微，则必以理中汤加附子，数倍茯苓以君之，温补元气以行水，为万当也。苓桂术甘汤、实脾饮、肾气丸皆治阳虚水气之证，然苓桂术甘汤治上焦阳虚不能输布，实脾饮治中焦阳虚不能蒸化，肾气丸治下焦阳虚不能行水。

十四、八正散

组成：木通　萹蓄　车前子　瞿麦　灯心草　滑石　大黄　栀子　甘草_{各一斤}

记忆：利尿通淋关木通，草薢萹蓄和车前，瞿麦通草灯心草，石韦滑石海金沙，加大黄、栀子、甘草。

适应证：治湿热下注之热淋、血淋，以治热淋为主。

十五、五淋散

组成：赤芍_{六两}　甘草　当归_{各五两}　栀子　赤茯苓_{各二十两}

记忆：五淋芍草归栀苓。

适应证：重在清热凉血，以治血淋为主。

十六、千金石韦散

组成：石韦　当归　芍药　蒲黄_{各等分}

记忆：石韦当归芍药黄。

适应证：治血淋。

十七、程氏萆薢分清饮

组成：萆薢_{二钱}　炒黄柏_{五分}　丹参_{一钱五}　白术　茯苓_{各一钱}　车前子_{一钱五分}　石菖蒲_{五分}　莲心_{七分}

记忆：萆薢分清柏丹参，术苓车前菖莲心。

适应证：治湿热渗入膀胱之尿浊、膏淋。

十八、丹溪萆薢分清饮

组成：萆薢　石菖蒲　甘草　益智仁　乌药_{各等份}

记忆：萆薢分清菖草智乌。

适应证：治下焦虚寒，湿浊下注之膏淋。

十九、清心莲子饮

组成：石莲七钱半　地骨皮　黄芩各半两　茯苓　人参　炙黄芪各七钱半　麦冬　炙甘草　车前子各半两

记忆：清心莲子骨芩苓，参芪麦草车前仁。

适应证：治心火偏旺，气阴两虚，湿热下注，劳淋遗精等症。

二十、鸡鸣散

组成：桔梗半两　陈皮一两　苏叶三钱　槟榔七枚　木瓜一两　生姜和皮半两　吴茱萸三钱

记忆：鸡鸣桔陈皮，苏槟瓜姜萸。

服法：五更鸡鸣时服者，从阳注于阴也；服药须冷者，从阴以解邪也。

适应证：治湿脚气，亦治风湿流注，脚足痛不可忍，筋脉浮肿者。

加减：表证明显者，加桂枝、防风；寒湿较重者，加附子、肉桂。

二十一、木瓜茱萸汤

组成：槟榔二两　木瓜三两　吴茱萸三分　生姜半分
适应证：治脚气冲心，闷乱不识人，手足脉欲绝。

二十二、缩泉丸

组成：益智仁　乌药　山药各等份
适应证：治肾气不足，膀胱虚冷，遗尿之症。

二十三、金锁固精丸

组成：炙龙骨　煅牡蛎　芡实　莲须　沙苑蒺藜各一两

记忆：金锁固精丸，龙牡芡须苑。

适应证：偏于固涩，治肾虚精关不固，遗精滑精。

二十四、水陆二仙丹

组成：芡实　金樱子各等份

适应证：收涩之力不如金锁固精丸。

二十五、茯菟丸

组成：茯苓三两　菟丝子十两　石莲子三两　山药六两　五味子八两

记忆：茯菟莲药味。

适应证：治遗精尿浊，妇女白带。

二十六、桑螵蛸散

组成：桑螵蛸　龙骨　龟甲　人参　当归　茯神　石菖蒲　远志各一两

记忆：桑螵蛸散龙龟甲，参归茯神菖远加。

联系：孔圣枕中丹合定志丸人参、茯苓、茯神、远志、菖蒲、朱砂，去茯苓、朱砂，加当归、桑螵蛸。

适应证：治心肾两虚，水火不相交济，尿频、遗尿、遗精。

二十七、妙香散

组成：山药二两　人参　黄芪各一两　甘草二钱　桔梗三钱　茯苓　茯神　远志各一两　朱砂二钱　木香二钱五分　麝香一钱

记忆：妙香山药与参芪，甘桔二苓远志随，少佐朱砂木香麝，惊悸郁结梦中遗。

适应证：治心脾两虚，尿频、遗尿、遗精。

二十八、斑龙丸

组成：鹿角霜　鹿角胶　菟丝子　补骨脂　茯苓　柏子仁　熟地黄_{各等份}

记忆：斑龙丸用鹿胶霜，菟脂苓柏熟地黄。

适应证：治真阳不足诸症。

二十九、杜仲丸／青娥丸

组成：补骨脂　杜仲　胡桃肉_{各一两}

适应证：治肾虚腰痛。

三十、右归丸

组成：菟丝子　枸杞子　鹿角胶　杜仲_{各四两}　当归_{三两}　制附子_{二两，渐可加至五六两}　肉桂_{二两，渐可加至四两}　熟地_{八两}　炒山药_{四两}　山茱萸_{三两}

记忆：右归菟枸鹿胶，杜当肾气三泻抛。

适应证：治肾阳不足，命门火衰，火不暖土，脾胃虚寒，及阳衰无子等症。

加减：阳衰气虚者，必加人参为之主，盖欲补命门之阳，非人参不能捷效；如阳虚滑精，或带浊便溏，加补骨脂；如飧泄、肾泄不止，加肉豆蔻、五味子；如饮食减少，或呕恶吞酸，皆脾胃虚寒之证，加干姜；如腹痛不止，加吴茱萸；如腰膝酸痛，加胡桃肉；如阳痿，加巴戟天、肉苁蓉、黄狗肾，以酒煮烂捣入之。

类方：右归饮：肾气丸去三泻，加枸杞、杜仲、炙草，效力弱于右归丸。

三十一、大补元煎

组成： 炒山药二钱　熟地少则二三钱，多则二三两　人参少则一二钱，多则一二两　炙甘草一二钱　杜仲二钱　当归二三钱（泄泻者去之）　山茱萸一钱（畏酸吞酸者去之）　枸杞子二三钱

记忆： 大补元煎山药地，参草杜当萸枸杞。

适应证： 此回天赞化，救本培原第一要方，临证时与右归饮相参。

三十二、无比山药丸

组成： 山药　牛膝　熟地　泽泻　茯苓　山茱萸　五味子　赤石脂　杜仲　菟丝子　肉苁蓉　巴戟天

记忆： 无比山药膝，六味去丹皮；五味赤石脂，杜菟蓉巴戟。

适应证： 治脾肾气血不足，寒湿内蕴，食少肌瘦，腰膝酸软，目眩耳鸣。

三十三、还少丹

组成： 山茱萸一两　山药一两半　茯苓一两　熟地二两　杜仲一两　牛膝一两半　肉苁蓉　楮实　小茴香　巴戟天各一两　枸杞子一两半　远志一两　石菖蒲五钱　五味子一两　大枣

记忆： 还少温调脾肾寒，萸药苓地杜膝餐，苁蓉楮实茴巴枸，远志菖蒲味枣丸。

适应证： 治脾肾两虚之腰膝酸软，神疲乏力，饮食无味，遗精，阳痿，早泄。

类方： 去茯苓，加茯神、川续断，名打老儿丸。妇人年过百岁，打其老儿子，不肯服此药。

三十四、回阳救急汤

组成： 熟附子三钱　干姜　炙甘草　人参各二钱　炒白术　茯苓　制半夏各三钱　陈皮二钱　肉桂　五味子各一钱　麝香一厘

记忆： 四逆汤合六君子汤，加肉桂、麝香、五味子。

用法： 中病以手足温和即止，不得多服。

适应证： 治寒邪直中三阴，真阳衰微证。

加减： 若呕吐涎沫，或少腹痛，加盐炒吴萸；无脉，加猪胆汁；泄泻不止，加黄芪、升麻；呕吐不止，加生姜汁。

三十五、四逆汤

组成： 生附子一枚　干姜一两半　炙甘草二两

适应证： 脉微细，但欲寐，或四肢厥冷，或自利而渴。

加减： 面赤者，格阳于上，加葱白以通阳；腹痛者，真阴不足，加白芍以敛阴；咽痛者，阴气上结，加桔梗以利咽；利止脉不出者，加人参以助阳、补气血；呕吐，加生姜以散逆气。此为通脉四逆汤加减。

类方： 加茵陈，名茵陈四逆汤，治阴黄。

加吴茱萸，名茱萸四逆汤，治少阴厥阴腹痛。

加大黄、人参，名千金温脾汤，治下痢久赤白，连年不止，及霍乱，脾胃冷实不消。

加人参，名四味回阳饮，恶寒脉微，而复利，利止，亡血也，四逆加人参汤主之。亡血不用归芍复阴而用人参益气养阴，因复阳为急，设误投阴药，必与腹满不食或加重泄利呕逆，转成下脱。

加人参、茯苓，名茯苓四逆汤，治阴阳两虚而烦躁。

发汗若下之，病仍不解，烦躁者，茯苓四逆汤主之。阳盛汗出烦躁者，白虎汤主之；阳盛不汗出而烦躁者，大青龙汤主之。

加大生附子、干姜用量，名通脉四逆汤，治格阳证。少阴病，下利清谷，里寒外热，手足厥逆，脉微欲绝，身反不恶寒，其人面色赤，或腹痛，或干呕，或咽痛，或利止，脉不出者，通脉四逆汤主之。通脉四逆汤加猪胆汁，名通脉四逆加猪胆汁汤，治吐已下断，汗出而厥，四肢拘急不解，脉微欲绝者。

去炙草，加葱白，名白通汤，治戴阳证。少阴病，下利，服四逆汤无效者，白通汤主之。少阴虚寒汗出者不宜使用白通。阳虚阴寒内盛，阳气抑郁而不达，故不用甘草之缓敛，而用葱白之辛通。白通汤加猪胆汁、童子尿，名白通加猪胆汁汤。少阴病，下利脉微者，与白通汤，利不止，厥逆无脉，干呕烦者，白通加猪胆汁汤主之，服汤脉暴出者死，微续者生。

去炙草，名干姜附子汤，下之后，复发汗，昼日烦躁，不得眠，夜而安静，不呕不渴，无表证，脉沉微，身无大热者，干姜附子汤主之。柯琴：茯苓四逆固阴以收阳，干姜附子固阳以配阴，二方皆从四逆加减，而有救阳救阴之异；茯苓四逆比四逆为缓，固里宜缓也；姜附者，阳中之阳也，用生附子而去甘草，则势力更猛，比四逆为峻，回阳当急也；一去甘草，一加茯苓，而缓急自别。

去生附子，名甘草干姜汤，伤寒脉浮，自汗出，小便数，心烦微恶寒，脚挛急，反与桂枝汤，欲攻其表，此误也，得之便厥，咽中干，烦躁吐逆者，作甘草干姜汤与之。肺痿吐涎沫而不咳者，其人不渴，必遗尿，小便数，所以然者，以上虚不能制下故也，此为肺中冷，必眩，多涎唾，甘草干姜汤以温之。

三十六、六味地黄丸

组成：熟地八钱　山茱萸四钱　山药四钱　泽泻三钱　丹皮三钱　茯苓三钱

适应证：肾肝脾三阴并补，而重在补肾。肾中水虚不能制火者，此方主之，症如憔悴羸弱，腰膝酸软，自汗盗汗，水泛为痰，发热咳嗽，头晕目眩，耳鸣耳聋，遗精便血，消渴淋沥，舌燥牙痛，足跟作痛等。钱乙治小儿行迟、齿迟、脚软、囟开、阴虚发热诸病，皆属肾虚，而小儿稚阳纯气，无补阳之法，乃用此方金匮肾气丸去桂、附用之，应手神效。

类方：六味地黄丸加杜仲、牛膝，治肾虚腰痛。

加骨碎补，治肾虚牙痛有效。

加肉桂，名七味地黄丸，引无根之火降而归元。

加五味子，名都气丸，治肾阴虚气喘、咳嗽、呃逆之症。

加肉桂、五味子，名加减八味丸/肾气丸，治肾虚火旺，口舌生疮，牙龈溃烂，或咽喉疼痛等症。

加知母、黄柏，名知柏地黄丸，治阴虚火动，骨痿髓枯，尺脉旺者。

加菊花、枸杞子，名杞菊地黄丸，治肝肾阴虚所致两眼昏花，视物不明，或眼睛干涩，迎风流泪。

加菊花、枸杞子、当归、白芍、白蒺藜、石决明，名明目地黄丸，治肝肾虚损，视力减退，夜盲目涩等症。

加当归、白芍，名归芍地黄丸，兼养肝血，治头晕耳鸣，两胁攻痛。

加人参、麦冬，名参麦地黄丸，治肺肾气阴两虚，虚喘虚咳。

加麦冬、五味子，名麦味地黄丸/八仙长寿丸，治肺肾阴虚，咳嗽喘逆。

加柴胡、当归、五味子，名益阴肾气丸，治诸脏亏虚，胸膈痞闷，潮热口渴，或寒热往来，月经不调等症。

加柴胡、当归、五味子、白术、甘草，名滋肾生肝饮，治郁怒伤肝，血虚气滞证。

加柴胡、白芍，名疏肝益肾汤，治肝肾阴虚，肝血不足，木旺克土，胃脘疼痛，大便干燥，服用逍遥散而不愈者。

加柴胡、当归、白芍、山栀、酸枣仁，名滋水清肝饮，治胃脘燥热疼痛，气逆左胁痛，呕吐酸水，忽热忽止等症。

加柴胡、磁石、石菖蒲、五味子，名耳聋左慈丸，治肝肾阴虚，耳鸣耳聋，头晕目眩。

加柴胡、生地、五味子，名抑阴地黄丸，治肝肾阴虚，耳内痒痛出水，眼昏痰喘，或热渴便涩。

加当归、生地、五味子，名抑阴肾气丸，治诸脏亏损，胸膈痞闷，发热潮热，或五心烦热，或口干作渴；月经不调，或筋骨酸倦，饮食少思等症。

去泽泻，加益智仁，名六味丸去泽泻加益智仁丸，治小便频数。

去泽泻，加参、术、陈、芪、归、麦冬、五味、甘草，名人参补气汤，治肾水不足，虚火上炎，咳嗽脓血，发热作渴，小便不调等症。

去山茱萸，加柴胡、当归、生地、五味子、朱砂，名滋阴肾气丸，治目神水宽大渐散，或如雾露中行，渐睹空中有黑花，视物二体。

加附子、肉桂，名肾气丸，治肾阳不足，腰痛腿软，脚气，痰饮，消渴，转胞等证。肾气丸加川牛膝、车前子，名济生肾气丸，温补肾阳，利水消肿；治肾阳虚小便不利。肾气丸加鹿茸、五味子，名济生十补丸。

三十七、二至丸

组成：墨旱莲　女贞子各等份

适应证：平补肝肾之阴，配制丸剂常服，缓缓收功。

三十八、玉液汤

组成：葛根钱半　知母六钱　山药一两　天花粉三钱　五味子三钱　鸡内金二钱　黄芪五钱

记忆：玉液葛知山药，花粉味鸡黄芪。

适应证：治消渴属气不布津，肾虚而胃燥者。

三十九、七宝美髯丹

组成：补骨脂四两　何首乌二斤　当归　茯苓　怀牛膝　菟丝子　枸杞子各半斤

记忆：七宝美髯骨脂，首当苓膝菟杞。

适应证：治肝肾不足，须发早白，齿牙动摇诸症。

四十、左归丸

组成：熟地八两　炒山药　山茱萸　龟板　菟丝子　枸杞子　鹿角胶各四两　川牛膝三两

记忆：六味地黄丸，去三泻，加龟菟枸鹿牛。

适应证：临证应用时，应酌加陈皮、砂仁以助脾胃运化；治真阴不足诸症。

加减：虚火上炎，去枸杞、鹿角胶，加女贞子、麦冬；火燥灼金，加百合；夜晚骨蒸，加地骨皮；大便燥结，去菟丝子，加肉苁蓉；血虚血滞，加当归；腰膝酸痛，加杜仲；脏平无火而肾气不充，去龟甲胶，加胡桃肉、补骨脂、莲子；气虚加人参。

类方：左归饮：六味地黄丸，去三泻，加枸杞、茯苓、炙草，效力弱于左归丸。

四十一、封髓丹

组成：酒炒黄柏三两　砂仁半两　炙甘草七钱半

记忆：封髓丹中柏砂草，清火固精梦遗少。

适应证：治心火旺盛，肾精不固之多梦遗精。

四十二、三才汤

组成：天冬二两　熟地二两　人参一两

适应证：治脾肺虚劳咳嗽；纯虚无邪可用。

类方：加酒炒黄柏、砂仁、炙甘草封髓丹，名三才封髓汤，降心火，滋肾水，滋阴养血，润而不燥，可治肾虚遗精。

三才汤加熟地、麦冬，名人参固本丸，治肺劳虚热。

四十三、河车大造丸

组成：紫河车　天冬　熟地　牛膝（盐炒）　杜仲（盐炒）　龟板（制）　麦冬　黄柏（盐炒）

记忆：河车大造天地膝，杜龟麦冬黄柏宜。

适应证：治肺肾两亏，虚劳咳嗽，遗精盗汗等症。

四十四、全真一气汤

组成：人参　麦冬各三钱　五味子二钱　白术三钱　制附子　牛膝各二钱　熟地五七钱或一两

记忆：全真一气参麦味，术附牛膝熟地随；温肾壮阳降虚火，咽痛口疮功效魁。

适应证：滋阴救火，治阴分焦燥，上实下虚，上热下寒，阴竭于内，阳越于外诸症。

四十五、大补阴丸

组成：熟地四两　龟板六两　炒黄柏四两　炒知母四两猪脊髓

特点：朱丹溪：是方能骤补真阴，以制相火，较之六味功效尤捷。加猪脊髓者，取其能通肾命，以骨入骨，以髓补髓也。

类方：加陈皮、干姜、锁阳、白芍、虎骨，名虎潜丸。《医方集解》收集比上方多当归、牛膝、羊肉，而效更卓。治肝肾不足，阴虚内热之骨痿。

四十六、龟鹿二仙胶

组成：人参十五两　枸杞子三十两　龟板五斤　鹿角十斤

记忆：人参枸杞龟鹿胶。

适应证：治任督俱虚，阴阳精血不足诸症。

四十七、二仙汤

组成：仙茅　巴戟天　淫羊藿　当归各三钱　知母　黄柏各二钱

记忆：仙茅巴戟仙灵脾，方中知柏当归合。

适应证：温肾阳，补肾阴，泻肾火，调冲任。

四十八、地黄饮子

组成：熟干地黄　肉桂　炮附子　肉苁蓉　巴戟天

五味子　山茱萸　茯苓　麦冬　石菖蒲　石斛　远志　大枣　生姜_{各等份}　薄荷

记忆：地黄饮子桂，附蓉巴戟味；山茱茯麦菖，石斛远枣姜。

适应证：滋肾阴，补肾阳，开窍化痰，治下元虚衰，虚阳上浮，痰浊上犯，舌强不能言，足废不能用。

禁忌证：风气甚而有火，多痰者忌服。

第十节　理血剂

一、泻心汤

组成：大黄_{二两}　黄芩_{一两}　黄连_{一两}

用法：开水泡服。

适应证：治邪火内炽，迫血妄行，吐血衄血等症。

二、四生丸

组成：侧柏叶　荷叶　艾叶　生地_{各等份}

记忆：四生侧荷艾生地。

用法：四味捣烂为丸，如鸡子大，每服一丸，滚汤化服。

适应证：治血热妄行之吐血、衄血。注意中病即止。柯琴：设但知清火凉血，而不用归脾、养荣等剂以善其后，鲜有不绵连岁月而毙者。童便咸寒，降火滋阴，润肺散瘀，故治血证、火嗽、血晕如神。

三、茜根散

组成：茜草　侧柏叶_{各一两}　炙甘草_{半两}　阿胶　生地

黄芩_{各一两}

记忆： 茜根侧叶草，阿胶地芩好。

适应证： 治血热吐血衄血。

四、十灰散

组成： 侧柏叶　荷叶　小蓟　大蓟　白茅根　茜草　棕榈皮　丹皮　大黄　栀子_{各等份，烧灰存性}

记忆： 十灰侧荷二蓟，茅茜棕丹军栀。

适应证： 本方凉血止血之中收涩清降与祛瘀并用，广泛用于上部各种热证出血，为一首备用的急救止血方剂。

五、咳血方

组成： 青黛　栀子　海浮石　瓜蒌子　诃子

记忆： 咳血黛栀子，海石蒌诃子。

适应证： 不用治血之药者，火退则血自止也。本方重在清肝火化痰热而治本，用于肝火犯肺的咳血。

加减： 咳甚加杏仁，后以八物汤加减调理。

六、白及枇杷丸

组成： 白及　枇杷叶　藕节_{各五钱}　生地汁　蛤粉炒阿胶_{五钱}

记忆： 白及枇杷，藕地蛤阿。

适应证： 治阴虚内热咳血证。

七、清胃散

组成： 当归_{三分}　黄连_{六分}　生地_{三分}　丹皮_{半钱}　升麻_{一钱}

记忆： 清胃散中当归连，生地丹皮升麻全。

适应证：治胃热循足阳明经上攻诸症。

选方：罗谦甫：热伤胃之气分，燥其津液，白虎汤主之；湿热伤胃血分，治宜清胃。

八、黄土汤

组成：灶心土半斤　炮附子　甘草　阿胶　白术　黄芩　干地黄各三两

记忆：黄土附子草，阿术芩地黄。

适应证：治中焦虚寒之便血、吐、衄、崩漏下血等症。

九、黑地黄丸

组成：熟地黄一斤　苍术一斤　炮姜春冬一两，秋七钱，夏五钱　五味子半斤

适应证：治脾不统血之便血，亦治血虚久痔。

十、赤小豆当归散

组成：赤小豆三升　当归三两

适应证：清利湿热，养血活血，治近血。

十一、小蓟饮子

组成：小蓟半两　滑石半两　炙甘草半两　生地四两　木通半两　淡竹叶半两　炒蒲黄半两　藕节半两　当归半两　栀子半两

记忆：小蓟六一导赤，蒲黄藕节归栀。

适应证：是治血淋、尿血属实热的常用方剂。

十二、槐花散

组成：炒槐花　侧柏叶　荆芥穗　枳壳各等份

记忆：槐花侧柏荆枳壳。

适应证：治肠风便血。

十三、槐角丸

组成：炒槐角—斤　地榆　黄芩　当归　防风　枳壳各半斤

记忆：槐角丸中地榆芩，当归防风枳壳寻。

适应证：治肠风下血，痔疮、脱肛属风邪热毒或湿热者。

十四、济生乌梅丸

组成：乌梅—两半　僵蚕—两

适应证：治肠风便血。

十五、通窍活血汤

组成：桃仁三钱　红花三钱　川芎—钱　赤芍—钱　麝香五厘　黄酒半斤　老葱三根　大枣七个

记忆：通窍活血桃红芎，赤芍麝香酒老葱。

适应证：活血通窍。

十六、血府逐瘀汤

组成：桃仁四钱　红花三钱　生地三钱　赤芍二钱　当归三钱　川芎—钱半　柴胡—钱　枳壳二钱　甘草—钱　桔梗—钱半牛膝三钱

记忆：桃红四物汤合四逆散，加桔梗、牛膝。

特点：宣通胸胁气滞。

十七、膈下逐瘀汤

组成：桃仁三钱　红花三钱　赤芍二钱　当归三钱　川芎二钱　元胡一钱　五灵脂三钱　枳壳一钱半　乌药二钱　丹皮二钱　香附一钱半　甘草三钱

记忆：桃红四物汤，去熟地，加元胡、五灵脂、枳乌丹香附。

特点：疏肝行气止痛。

十八、补阳还五汤

组成：桃仁一钱　红花一钱　赤芍一钱半　当归尾二钱　川芎一钱　黄芪四两　地龙一钱

记忆：桃红四物汤，去熟地，加黄芪、地龙。

用法：使用黄芪用量宜重，从一两开始，逐渐加大，且愈后还须继续服用，防止复发。

适应证：用治半身不遂，属正气亏虚而致血脉不利者。

十九、桃核承气汤

组成：大黄四两　芒硝二两　炙甘草二两　桂枝二两　桃仁五十个

记忆：调胃承气汤，加桂枝、桃仁。

适应证：治太阳病不解，热结膀胱，其人如狂，血自下，下者愈，其外不解者，尚未可攻，当先解外，外解已，但少腹急结者，乃可攻之。

二十、抵当汤/丸

组成：大黄三两　桃仁二十个　水蛭三十个　虻虫三十枚

适应证：太阳病六七日，表证仍在，脉微而沉，反不结胸，其人发狂者，以热在下焦，少腹当硬满，小便自利者，下血乃愈，所以然者，以太阳随经，瘀血在里故也，抵当汤主之。阳明病，其人喜忘，必有蓄血，所以然者，本有久瘀血，故令喜忘，屎虽硬，大便反易，其色必黑，宜抵当汤下之。血在上善忘，血在下如狂。蓄血病情缓者，用丸剂。

二十一、桃仁承气汤

组成： 大黄五钱　芒硝二钱　当归　丹皮　芍药　桃仁各三钱

记忆： 调胃承气汤去甘草，加当归、丹皮、白芍、桃仁。

适应证： 温病少腹坚满，小便自利，夜热昼凉，大便闭，脉沉实者，蓄血也，桃仁承气汤主之，甚则抵当汤。

二十二、下瘀血汤

组成： 大黄三两　桃仁二十枚　土鳖虫二十枚

适应证： 产妇腹痛，法当以枳实芍药散，假令不愈者，此为腹中有干血着脐下，宜下瘀血汤主之，亦主经水不利。

二十三、大黄䗪虫丸

组成： 大黄十分　桃仁一升　水蛭百枚　虻虫一升　土鳖虫半升　干漆一两　蛴螬一升　芍药四两　干地黄十两　杏仁一升黄芩二两　甘草三两

记忆： 抵当汤合下瘀血汤，加干漆、蛴螬、芍药、干地黄、杏仁、黄芩、甘草。

适应证： 专治虚劳瘀血干结之证。

二十四、复元活血汤

组成：天花粉三钱　柴胡半两　甘草二钱　桃仁五十枚
红花　炮穿山甲各二钱　大黄一两　当归三钱

记忆：复元活血蒌瓜蒌根柴草，桃红山甲军归好。

服法：水酒同煎。

适应证：以活血祛瘀为主，治跌打损伤，瘀留胁下，痛不可忍，兼治软组织损伤。张秉成：去者去，生者生，痛自舒而元自复。

二十五、活络效灵丹

组成：当归　丹参　乳香　没药各五钱

记忆：活络效灵当，丹参乳没香。

适应证：祛瘀强于失笑散，用治跌打肿痛，心腹瘀痛。

二十六、七厘散

组成：儿茶二钱四分　乳香　没药　红花　朱砂各一钱二分
血竭一两　冰片　麝香各一分二厘

记忆：七厘儿茶乳没香，红花朱竭冰麝香。

服法：不可多服，故名七厘。

适应证：即可祛瘀行气，消肿止痛，又可收敛清热，生肌止血，外用内服以治外伤瘀血肿痛，亦可用于内伤之血瘀疼痛。

第十一节　经带胎产方剂

一、四物汤

组成：熟干地黄　白芍　当归　川芎各等份

适应证：治一切血虚血热血燥主症，及妇人经病。

方解：朱丹溪：治阴虚发热，于血药四物汤亦分阴阳，血之动者为阳，芎、归主之，血之静者为阴，地、芍主之；血之阴不足，虽芎、归辛温亦不用，血之阳不足，虽姜、桂辛热亦用之。

《成方便读》：补气者，当求之脾肺，补血者，当求之肝肾……若纯属阴虚血少，宜静不宜动者，则归、芎之走窜行散，又非所宜也。

一阳子曰：四物汤隐潜脾胃治法，人昧久矣，脾经少血多气，当归、地黄生血，溉灌脾经，土畏贼邪，木来克土，芍药能泻木补脾，肝欲散，用川芎之辛以启之，非制木补土脾胃之药乎？

禁忌证：《医方考》：血不足者，以此方调之则可，若上下失血太多，气息几微之际，则四物禁勿与之，所以然者，四物皆阴，阴者天地闭塞之令，非所以生万物者也，故曰禁勿与之。

气息几微者，不宜川芎，恐其辛香，益散真气也；大便溏泻，不宜当归，恐其濡滑，益其下注也；脉迟腹痛，不宜白芍，恐其酸寒，益增其冷也；胸膈痞塞，不宜地黄，恐其黏腻，益增泥滞也。

张景岳：治血之剂，古人多以四物为主，然亦有宜与不宜者；盖补血行血，无如当归，但当归之性动而滑，凡因火动血者忌之，因火而咳，因湿而滑者，皆忌之；行血散血，无如川芎，然川芎之性升而散，凡火带血上者忌之，气虚多汗，火不归元者，皆忌之；生血凉血，无如生地，敛血清血，无如芍药，然二物皆凉，凡阳虚者非宜也，脾弱者非宜也，脉弱身凉，多呕便溏者，皆非宜也。

柯琴：此方能补有形之血于平时，不能生无形之血于仓卒，能调阴中之血，而不能培真阴之本。

张路玉：四物为阴血受病之专剂，非调补真阴之的方，方书咸谓四物补阴，遂以治阴虚发热，火炎失血等证，蒙害至今，又专事女科者，咸以此汤随症漫加风、食、痰、气等药，纷然杂出，其最可恨者，莫如坎离丸_{知柏四物蜜丸}之迅扫虚阳，四物二连之斩削真气，而庸工利其有劫病之能，咸乐用之，何异于操刃行劫耶！先辈治上下失血过多，一切血药置而不用，独推独参汤、童便以固其脱者，以有形之血不能速生，无形之气所当急固也，昔有言，见血无治血，必先调其气，又云，四物汤不得补气药，不能成阳生阴长之功。

加减： 脉数血色紫黑为热，加黄芩、黄连、生地；脉迟血淡为寒，加肉桂、炮姜、附子；人肥有痰，加半夏、陈皮、南星；人瘦有火，加栀子、黄柏、知母；有抑郁，加香附、苍术、神曲、砂仁；有留滞者，加桃仁、红花、延胡、肉桂；气虚，加人参、黄芪；气实，加枳实、厚朴；血崩，加阿胶、棕榈炭、地榆炭；血痛，加乳香、没药、五灵脂。

类方： 加桂枝、地骨皮，名表虚六合，治妊娠期间表虚自汗。

加麻黄、细辛，名表实六合，治妊娠期间寒邪束表，表实无汗。

加柴胡、黄芩，名柴胡六合，治妊娠期间少阳证。

加石膏、知母，名石膏六合，治妊娠期间阳明热证。

加茯苓、泽泻，名茯苓六合，治妊娠小便不利或水肿。

合六君子，去茯苓，名参术饮，治孕妇气血虚弱，脐下急痛，小便频数或不通。

加厚朴、枳实，名朴实六合，治妊娠期间痞满腹胀。

加栀子、黄芩，名栀子六合，治妊娠期间心烦失眠。

加防风、制苍术，名风湿六合，治妊娠期间风湿身痛。

加升麻、连翘，名升麻六合，治妊娠期间温毒发斑。

加炮附子、肉桂，名附子六合，治妊娠期间身寒肢冷。

加大黄、桃仁，名大黄六合，治妊娠便秘蓄血。

去熟地，加黄芩、白术，名当归散，治血虚有热，胎动不安或易流产者。

去芍药、地黄，名芎归汤，为末名佛手散，治产后血虚头痛，胎动下血，服此自安，子死腹中，服此即下，催生如神。

加黄芩、白术，名温六合，治血虚血热，月经过多。

加黄连、香附，名连附六合，治气滞血热，月经后期，色黑不畅。

加黄连、栀子，名热六合，治血虚有热，发热而烦，失眠。

加附子、干姜，名寒六合，治虚寒脉微，身凉。

加羌活、秦艽，名风六合，治风虚、血虚眩晕。

加羌活、防风，名治风六合汤，治血虚感受风邪而痉厥；治风六合蜜丸，名补肝丸，治风虚眩晕，风秘便难。

加陈皮、厚朴，名气六合，兼理气。

加木香、槟榔，名治气六合汤，治血虚气滞或血气上冲。

加黄芩、白术，名黄芩六合汤，治妇人经水过多，别无余证。

加莪术、桂枝，名腹痛六合，治血虚腹痛，微汗恶风。

加白术、茯苓，名湿六合，治中湿，身沉重无力，身凉微汗。

加元胡、川楝，名玄胡六合汤，治妇人脐下虚冷，腹痛及腰脊间闷痛。

加玄胡、川楝、木香、槟榔，名八物汤，治妇人经事欲行，脐腹绞痛。

加姜黄、黄芩、香附、延胡索、牡丹皮，名姜芩四物汤，治血热夹瘀，经行腹痛。

去生地，加干姜，名四神汤，治妇人血虚，心腹绞痛。

减川芎用量，加阿胶、艾叶、甘草，名胶艾汤，治冲任虚损，经水淋漓，及血虚下痢。

加艾叶、香附，醋丸，名艾附暖宫丸，治子宫虚冷。

加阿胶、艾叶、香附，名妇宝丹，治虚寒经水不调。

去白芍、川芎，加人参、炒白术、炙甘草，名五福饮，治五脏气血亏损者。

加黄芪、人参，名圣愈汤，治一切失血过多，阴亏气弱，烦热作渴，睡卧不宁等症。柯琴：前辈治阴虚，用八珍、十全，卒不获效者，因甘草之甘，不达下焦，白术之燥，不利肾阴，茯苓淡渗，碍乎生升，肉桂辛热，动其虚火，此六味皆醇厚和平而滋润，服之则气血疏通，内外调和，合于圣度。

加地骨皮、牡丹皮，名地骨皮饮，治阴虚火旺，骨蒸发热，日静夜剧，及妇人热入血室，胎前发热者。柯琴：阳邪乘入太阴脾部，当补中益气以升举之，清阳复位而火自熄也；若乘入少阴肾部，当六味地黄丸以对待之，壮水之主而火自平也；乘入厥阴肝部，当地骨皮饮以凉补之，血有所藏而火自安也；逍遥散治肝火之郁于本脏也，木郁达之，顺其性也；地骨皮饮，治阳邪之乘于肝脏者也，客者除之，勿纵寇以遗患也。

合黄芪建中汤，去饴糖、桂枝，加肉桂，名双和饮，治大病之后，虚劳气乏，补血益气，不热不冷，温而调之。圣愈汤，其意在救血脱，故佐参芪以补之，地骨皮饮，其意在凉血热，故佐二皮以清之；双和饮，其意在温养血气，故佐芪桂炙草以温之。

加羌活、天麻，蜜丸，名神应养真丹，治足厥阴受风寒暑湿，瘫痪不遂，言语謇涩，及血虚脚气。

去白芍，加防风，名防风当归散，治发汗过多而成痉证。

加桃仁、红花，名桃红四物汤，能养血活血祛瘀，治血虚瘀滞诸症，亦治脏结便秘。桃红四物汤加竹沥、姜汁，名四物汤加桃仁红花竹沥姜汁方，治半身不遂，在左者属瘀血。桃红四物汤去熟地，加元胡、五灵脂、丹皮、枳壳、乌药、香附，名膈下逐瘀汤，治膈下血瘀诸症。

加黄柏、知母，名知柏四物汤，知柏四物蜜丸，名坎离丸，治阴虚嗽血。

加黄柏、知母、玄参，名滋阴降火汤，治阴虚有火。

加黄连、胡黄连，名二连四物汤，治虚劳血虚，五心烦热，热入血室，夜分发热。

加黄柏、黄芩、甘草，名三黄四物汤，治阴虚潮热。

加黄芪、丹皮、升麻、柴胡、生熟地，名三黄补血汤，治亡血血虚，六脉俱大，按之空虚。

加木瓜、酸枣仁、炙甘草，名补肝汤，治肝血不足，筋缓手足不能收持，目暗视物不清。

　　加柴胡、人参、黄芪、炙甘草、半夏，名柴胡四物汤，治日久虚劳，微有寒热，脉沉而数。

　　加人参、半夏、姜、枣、草，名参归养营汤，治邪留心下，令人痞满，下之痞应去，今反痞者，虚也。

二、固经丸

　　组成： 白芍一两　椿根皮七钱　香附二钱半　龟板一两　黄柏三钱　黄芩一两

　　记忆： 固经白芍椿根皮，香附龟板柏芩宜。

　　适应证： 治阴虚内热，肝郁生热，迫血妄行，经行不止，崩中漏下。

三、固冲汤

　　组成： 黄芪六钱　炒白术一两　山茱萸八钱　白芍四钱　煅龙骨八钱　煅牡蛎八钱　五味子五分　棕榈炭二钱　茜草三钱　海螵蛸四钱

　　记忆： 固冲芪术山萸芍，龙牡味棕茜海蛸。

　　适应证： 治脾虚不摄，月经过多，甚或血崩。

四、如圣散

　　组成： 乌梅一两　棕炭一两　炮姜两半

　　适应证： 治冲任虚寒崩漏。

五、温经汤

　　组成： 丹皮二钱　人参二钱　川芎二钱　当归二钱　芍药二钱　甘草二钱　麦冬五钱　阿胶二钱　吴茱萸三钱　半夏二钱　桂枝二钱　生姜二钱

　　记忆： 金匮温经汤，丹皮人芎当；芍草麦冬阿，茱萸半枝生姜。

适应证：寒热消补并用，以温阳冲任为主，用治冲任虚寒而有瘀滞的月经不调、痛经、崩漏等症，亦治妇人久不受孕。

六、少腹逐瘀汤

组成：蒲黄三钱　五灵脂二钱　当归三钱　延胡索一钱　川芎一钱　小茴香七粒　赤芍二钱　肉桂一钱　干姜二分

记忆：少腹逐瘀失笑当，胡索芎茴芍桂姜。

适应证：温经止痛。

七、延胡索汤

组成：延胡索　当归（酒洗）各五钱　乳香　没药　木香各三钱　赤芍五钱　炙甘草二钱半　姜黄三钱　蒲黄　桂枝各五钱　干姜三钱

记忆：延胡索当，乳没木香；芍草姜黄，蒲黄桂姜。

适应证：偏温性，行气活血，调经止痛，治一切血气疼痛，并可用之。

八、金铃子散

组成：元胡　金铃子各一两

适应证：治气郁血滞诸痛属热者。

九、完带汤

组成：苍术三钱　土炒白术一两　陈皮五分　人参二钱　甘草一钱　车前子三钱　柴胡六分　白芍五钱　炒山药一两　黑穗炭五分

记忆：完带汤中二术陈，人参甘草车前仁；柴芍山药黑芥穗，补脾化湿止带神。

　　适应证：治脾虚肝郁，湿浊下注，带下色白。

十、清带汤

　　组成：海螵蛸四钱　生山药一两　生龙骨六钱　生牡蛎六钱
茜草三钱

　　记忆：清带汤用海螵蛸，山药龙牡茜草邀。

　　适应证：治脾虚带下赤白而质稀量多。

十一、易黄汤

　　组成：白果十枚　炒黄柏二钱　芡实一两　炒山药一两
车前子一钱

　　记忆：易黄白果仁，柏芡药前仁。

　　适应证：治脾虚湿热，带下黄白。

十二、艾附暖宫丸

　　组成：艾叶三两　香附六两　生地一两　当归三两　白芍
三两　川芎三两　黄芪三两　续断一两五钱　肉桂五钱　吴茱萸
三两

　　记忆：艾附暖宫有四物，黄芪续断官桂吴。

　　适应证：治妇人子宫虚冷，经水不调，久无子息。

十三、寿胎丸

　　组成：续断二两　桑寄生二两　炒菟丝子四两　阿胶二两

　　适应证：补肾安胎，治滑胎。

十四、泰山磐石散

　　组成：人参一钱　白术二钱　炙甘草五分　熟地八分　当

归—钱　芍药八分　川芎八分　黄芪—钱　续断—钱　黄芩—钱
糯米—撮　砂仁五分

记忆：十全大补汤，去肉桂、茯苓，加续断、黄芩、糯米、砂仁。

适应证：现代常用本方治习惯性流产，从妊娠 2 个月起，每周服用一剂，连续 2～3 个月，有一定效验。

加减：觉有热者，倍黄芩，少用砂仁；觉微热者，多用砂仁，少加黄芩。

十五、桂枝茯苓丸

组成：桂枝　茯苓　丹皮　芍药　桃仁各等份

记忆：桂枝茯苓，丹芍桃仁。

适应证：活血化瘀，缓消渐散之剂，治妇人妊娠有瘀之漏下不止见长。《妇人良方》改名为夺命丸，治妇人小产，子死腹中；《济阴纲目》改为汤剂，名催生汤，可用于壮实之人催生之用。

十六、生化汤

组成：全当归八钱　川芎三钱　桃仁十四枚　炙甘草五分
清酒　童便　炮姜五分

记忆：生化归芎桃草酒炮姜。

适应证：治产后血虚受寒，恶漏不行，小腹冷痛。

加减：因寒凉食物，结块痛甚者，加肉桂；如血块未消，不可加参、芪，用之则痛不止。

第十二节　除痹剂

一、乌头汤

组成：黄芪_{三两}　芍药_{三两}　川乌_{五枚}（以蜜二升，煎取一升，即出乌头）　炙甘草_{三两}　麻黄_{三两}

记忆：芪芍川乌草麻黄。

适应证：《金匮要略》：病历节，不可屈伸，疼痛，乌头汤主之。治寒湿痹证。

二、小活络丹

组成：炮川乌_{六两}　炮草乌_{六两}　地龙_{六两}　炮天南星_{六两}　乳香_{二两二钱}　没药_{二两二钱}

记忆：二乌龙星乳没。

适应证：祛风湿、化痰、活血三者兼顾，治风寒湿邪或痰湿瘀血留滞经络，肢体挛急，关节伸屈不利。

三、止痉散

组成：全蝎　蜈蚣_{各等份}

适应证：治四肢抽搐，止痛效良。

四、玉真散

组成：羌活　白芷　防风　南星　白附子　麻黄_{各等份}

记忆：羌芷防星白附麻。

适应证：治破伤风。

五、五虎追风散

组成：炒僵蚕_{七至九个} 全蝎_{七至九个} 蝉蜕_{一两} 天麻_{二钱}制南星_{二钱}

记忆：牵正散去白附子，加蝉蜕、天麻、制南星。

适应证：治破伤风，牙关紧闭，手足抽搐，角弓反张。

六、蠲痹汤

组成：当归 白芍 防风 羌活_{各一两半} 炙甘草_{半两}姜黄 炙黄芪_{各一两半}

记忆：蠲痹归芍防，羌活草姜黄。

适应证：治人体上部痹证，而无肝肾不足者。

七、程氏蠲痹汤

组成：羌活 独活_{各一钱} 桂心_{五分} 秦艽_{一钱} 当归_{三钱}川芎_{七分} 炙甘草_{五分} 海风藤_{二钱} 桑枝_{三钱} 乳香 木香_{各八分}

记忆：程氏蠲痹汤，二活桂艽当；芎草海风藤，桑枝乳木香。

适应证：治风痹。

八、薏苡仁汤

组成：薏苡仁_{五钱} 苍术 独活 羌活 桂枝 防风川乌 川芎 当归 甘草 姜黄_{各三钱} 麻黄_{一钱半}

记忆：薏苡仁汤，苍术独羌；麻桂防乌，芎归草姜。

适应证：治寒湿痹证。

九、桂枝芍药知母汤

组成：桂枝四钱　芍药三钱　知母四钱　防风四钱　白术五钱　生姜五钱　炮附子二枚　甘草二钱　麻黄四钱

记忆：桂枝芍药知母防，白术姜附草麻黄。

适应证：《金匮要略》：诸肢节疼痛，身体尪羸，脚肿如脱，头眩短气，温温欲吐，桂枝芍药知母汤主之。

十、当归拈痛汤

组成：苦参二钱　人参二钱　茵陈五钱　甘草五钱　当归三钱　猪苓三钱　泽泻三钱　苍术三钱　白术一钱　知母三钱　升麻一钱　葛根二钱　黄芩一钱　防风三钱　羌活半两

记忆：当归拈痛汤，苦人茵草当；猪泽二术知，升葛芩防羌。

适应证：治湿热痹证、发黄及脚气肿痛。

十一、二妙散

组成：苍术（米泔浸，炒）　黄柏（炒）各等份

适应证：治湿热下注诸症。

十二、身痛逐瘀汤

组成：桃仁三钱　当归三钱　川芎二钱　五灵脂二钱　秦艽一钱　香附一钱　羌活一钱　地龙二钱　牛膝三钱　红花三钱　没药二钱　甘草二钱

记忆：身痛逐瘀桃归芎，脂艽香附羌与龙；牛膝红花没药草，通络止痛力量雄。

适应证：通络宣痹。

十三、独活寄生汤

组成：人参 桑寄生 茯苓 甘草 干地黄 当归 芍药 川芎 秦艽 防风 细辛 桂心 杜仲 牛膝各二钱 独活三钱

记忆：八珍汤去白术，加秦艽、防风、细辛、桂心、杜仲、牛膝、独活、桑寄生。

适应证：偏治人体下部痹证，而兼肝肾不足者。

类方：三痹汤：独活寄生汤去桑寄生，加黄芪、续断。

十四、黄芪虫藤饮

组成：黄芪 全蝎 蜈蚣 僵蚕 地龙 土鳖虫 鸡血藤 活血藤 忍冬藤 海风藤 钩藤

适应证：治静脉闭阻不通，肌肉痿软不用。

十五、当归四逆汤

组成：桂枝三钱 芍药三钱 大枣二十五枚 炙甘草二钱 当归三钱 细辛三钱 通草二钱

记忆：桂枝汤去生姜，倍大枣，加当归、细辛、通草。

适应证：治阳气不足，血虚受寒诸症。周扬俊：四逆汤全从回阳起见，四逆散全从和解表里起见，当归四逆汤全从养血通脉起见。

第十三节　皮肤疮疡痈疽方剂

一、消风散

组成：苍术一钱 木通五分 牛蒡子 蝉蜕 荆芥 防

风　胡麻　苦参各一钱　甘草五分　生地　当归　知母　石膏各一钱

记忆：消风苍木通，蒡蝉荆防风；胡麻苦参草，地归知母膏。

适应证：疏风养血，清热除湿，为治风疹、湿疹的常用方剂。服用本方时，不宜食辛辣、鱼腥、烟酒、浓茶等。

加减：如风热甚者，加银花、连翘；如湿热盛者，加地肤子、车前子；血分热甚者，加赤芍、紫草。

类方：四君平胃，去白术，加羌芎荆防藿蚕蜕，名和剂局方消风散，治风热上攻皮肤顽麻，隐疹瘙痒。

二、当归饮子

组成：当归　生地　白芍　川芎各一两　黄芪　何首乌　甘草各半两　荆芥　防风　白蒺藜各一两

记忆：当归饮子四物芪，首草荆防白蒺藜。

适应证：治血虚生风之赤疹瘙痒及疮疥。

三、滋燥养营汤

组成：熟地　当归　炒芍药　生地　秦艽各一钱　防风五分　酒炒黄芩一钱　甘草五分

记忆：四物秦防芩草去川芎。

适应证：治火灼肺阴，血虚风燥，皮肤干燥，肌肤瘙痒，大便燥结等。

四、仙方活命饮

组成：金银花三钱　当归尾　赤芍　乳香　没药各一钱　陈皮三钱　炒皂角刺　炙穿山甲　防风　白芷　贝母　天花粉　甘草各一钱　酒一大碗

记忆：仙方活命君银花，归芍乳没陈皂甲；防芷贝粉草酒煎，阳证痈疡内消法。

适应证：治痈疡肿毒初起，体表实热阳证。为营卫尚强，中气不亏者设。

五、连翘败毒汤

组成：连翘　牛蒡子　桔梗　防风　羌活　升麻　柴胡　薄荷　栀子　黄芩　玄参　川芎　芍药　当归

记忆：连翘败毒汤，牛蒡桔防羌；升柴薄栀芩，玄参芎芍当。

适应证：治伤寒汗下不彻，邪结耳下硬肿之症。

六、普济消毒饮

组成：酒炒黄芩　酒炒黄连各五钱　薄荷　连翘各一钱　僵蚕七分　牛蒡子一钱　陈皮　玄参各二钱　马勃　板蓝根各一钱　桔梗　柴胡　甘草各二钱　升麻七分

记忆：普济消毒大头瘟，芩连薄翘蚕蒡陈；玄勃蓝桔柴草升，清热解毒散风神。

适应证：治风热疫毒之邪，壅于上焦，发于头面，致使头目红肿焮痛。

类方：增损普济消毒饮：普济消毒饮去陈皮、柴胡、甘草、升麻，加金银花、芦根、荆芥，大便燥加大黄。治流行性腮腺炎、急性扁桃体炎、牙龈咽喉肿痛。

七、牛蒡解肌汤

组成：牛蒡子　连翘　栀子各三钱　荆芥四钱　薄荷一钱　丹皮　石斛　夏枯草　玄参各三钱

记忆：牛蒡解肌翘栀荆，丹皮薄斛枯玄参。

适应证：治上部痈肿兼有风热表证者。

八、五味消毒饮

组成：蒲公英　野菊花　银花　天葵子　紫花地丁各一钱二分

记忆：五味消毒蒲公英，野菊银葵地花丁。

适应证：治脏腑蕴热，火毒结聚之痈疮疔毒。

九、银花解毒汤

组成：银花　紫花地丁　连翘各五钱　丹皮　夏枯草各三钱　犀角一钱　黄连二钱　赤茯苓三钱

记忆：银花解毒花地丁，丹翘夏枯犀连苓。

适应证：是清热解毒，泻火凉血重剂，用治痈疽疔疮毒盛肿盛之症。

十、中和汤

组成：人参二钱　白术一钱半　茯苓　甘草各一钱　陈皮二钱　黄芪一钱半　川芎一钱　当归一钱半　银花一钱　白芷一钱半　炒皂角刺　乳香　没药各一钱　酒

记忆：中和异功芪芎当，银花芷刺乳没香。

适应证：治痈疡属元气不足的半阴半阳之证。

十一、阳和汤

组成：熟地二钱　鹿角胶三钱　姜炭五分　肉桂一钱　麻黄五分　白芥子二钱　甘草一钱

记忆：阳和熟地鹿角胶，姜炭肉桂麻芥草。

适应证：治阳虚寒凝，血虚痰滞之阴疽。

十二、透脓散

组成： 当归二钱　生黄芪四钱　炒穿山甲一钱　皂角刺一钱半　川芎三钱

记忆： 透脓归芪，穿刺芎宜。

加减：《医学心悟》加白芷、牛蒡、金银花。

十三、托里透脓汤

组成： 生黄芪三钱　当归二钱　人参　穿山甲各一钱　皂角刺一钱半　白芷　土炒白术各一钱　炒青皮　甘草　升麻各五分

记忆： 托里透脓芪归参，穿刺芷术青草升。

适应证： 提脓泄毒，治一切痈疽气血亏损。

十四、内补黄芪汤

组成： 黄芪一钱　炙甘草五分　人参　熟地各一钱　当归　炒芍药　川芎　肉桂各五分　麦冬一钱　远志五分　茯苓一钱

记忆： 内补黄芪草人，四物桂麦远苓。

适应证： 治痈疽溃后，气血两虚之证。

十五、四妙勇安汤

组成： 玄参　金银花各三两　甘草一两　当归二两

记忆： 四妙勇安汤，玄参银草当。

适应证： 治热毒炽盛，下肢脱疽。

十六、顾步汤

组成： 黄芪　当归　石斛　牛膝各一两　人参　甘草各三钱　银花一两　菊花半两　紫花地丁一两　蒲公英半两

记忆：顾步汤中用芪归，石斛牛膝参草配；银菊地丁蒲公英，痈疽热毒此方贵。

适应证：治气血亏虚，火毒下注之脱疽。

十七、消瘰丸

组成：玄参　牡蛎　贝母各等份

适应证：治痰火凝结之瘰疬痰核。

十八、犀黄丸

组成：犀黄三分　乳香　没药各一两　麝香一钱半　黄米饭一两

记忆：犀黄乳没麝香。

适应证：治乳癌、瘰疬、痰核、流注、肺痈、肠痈等症由火郁、痰瘀、热毒壅滞而成者。

十九、苇茎汤

组成：芦根二升　桃仁三钱　苡仁一两　冬瓜仁八钱

适应证：治热毒蕴肺，痰瘀互结之肺痈。

二十、大黄牡丹汤

组成：大黄四两　芒硝三合　丹皮一两　桃仁五十个　冬瓜子半升

适应证：治湿热郁蒸，气血凝聚之肠痈。

二十一、薏苡附子败酱散

组成：苡仁十分　附子二分　败酱草五分

适应证：治肠痈已成脓者。

备注：上述方剂药物炮制、用药剂量仅作临床参考。

第二章　中药笔记

十八反

本草明言十八反，半蒌贝蔹及攻乌；
藻戟遂芫俱战草，诸参辛芍叛藜芦。

十九畏

硫黄原是火中精，朴硝一见便相争；
水银莫与砒霜见，狼毒最怕密陀僧；
巴豆性情最为烈，偏与牵牛不顺情；
丁香莫与郁金见，牙硝难合京三棱；
川乌草乌不顺犀，人参最怕五灵脂；
官桂善能调冷气，若逢石脂便相欺。

第一节　解表药

一、辛温解表药

发散风寒用生姜，桂枝紫苏和麻黄；
辛夷细辛与香薷，白芷葱白加荆防；
羌活藁本苍耳子，柽柳胡荽效果良。

1. 生姜

辛，温，归肺、脾经，解表，温中止呕，温肺止咳。有"呕家圣药"之称。行阳明而祛寒发表，宣肺气而解郁调中，畅胃口而开痰下食。

配伍：生姜配陈细茶，名姜茶饮，治赤白痢及寒热疟；配半夏，和胃止呕，可解半夏之毒；配大枣，调和营卫，调理脾胃气血。生姜汁化痰止呕，配竹沥汁，治风痰口噤不语，风痰阻滞经络半身不遂等证；配童便，可治中风、中暑、暴卒等症。

鉴别用药：生用发散，熟用和中，捣汁通窍开膈豁痰。治水肿用皮，止呕泻煨用，血证炒炭。

干姜温中祛寒，温肺化饮；炮姜温经止血；生姜发散风寒，并能止呕；煨姜治胃寒腹痛，和中止呕，比干姜不燥，比生姜不散；生姜皮行水气，消浮肿。

2. 桂枝

辛、甘，温，发汗，温经通脉，可助心脾肾之阳气。桂枝下咽，阳胜则毙。

桂枝横通肢节，能引诸药横行至肩、臂、手指，为上肢病的引经药常配川芎。

配伍：桂枝配白芍，调和营卫；配附子，治风寒湿痹兼阳虚者；配甘草，辛甘化阳，振复心阳；配茯苓，温化水饮桂枝得茯苓，则不发表反利水，茯苓得桂枝，则制水之功更捷。柯琴：桂枝本营分药，得麻黄，则令营气外发而为汗，从辛也；得芍药，则收敛营气而止汗，从酸也；得甘草，则补中气而养血，从甘也。桂枝配麻黄，欲发汗解表者，二药等量为宜，麻黄取生用；欲平喘者，桂枝量大于麻黄，麻黄宜炙用。

鉴别用药：其温煦之力较肉桂缓和；桂枝上行而解表，

肉桂下行而补肾。

3. 紫苏

辛，温，解表散寒，行气宽中止呕，理气安胎，解鱼蟹毒。

注意事项：多服泄人真气，气虚自汗、脾虚滑泄者禁用。

配伍：李时珍：同橘皮、砂仁，能行气安胎；同藿香、乌药，能快气止痛；同麻黄、香附，能发汗解肌；同川芎、当归，能和血散血；同木瓜、厚朴，能散湿解暑；同桔梗、枳壳，能利膈宽中；同杏仁、莱菔子，能消痰定喘。配香附、陈皮、甘草，名香苏散，治风寒表证兼气滞者。

鉴别用药：解表散寒用苏叶，顺气宽中安胎用苏梗，和胃止呕用紫苏，降气消痰用苏子。用苏叶宜后下。

4. 麻黄

辛、微苦，温，发汗多配桂枝，平喘哮喘用麻黄泻肺气而不出汗，多配杏仁，利水多配白术，散阴疽。发汗力强，为发汗解表第一药麻黄无桂枝不汗；其发寒邪入足太阳膀胱经之无汗。

注意事项：惟冬月在表真有寒邪者宜之，如妄用误汗，为害不浅。用麻黄汗出不止，用牡蛎、糯米粉扑之。寒邪在里、伤风有汗、素有血证、真阴内虚、卫气不足、春时瘟疫、发热恶寒无头痛身痛拘急等皆禁用。

配伍：麻黄配杏仁、甘草，名三拗汤，治风寒感冒，咳嗽气喘之证；配甘草，治水肿身半以上为甚者；配附子、细辛，名麻黄附子细辛汤，治少阴病，始得之，反发热，脉沉者；配肉桂，治风痹冷痛；配射干，治寒气外包之肺痿上气；配石膏，出太阴之邪火。麻黄得熟地而不表，熟地见麻黄而不腻。

鉴别用药：生麻黄发汗解表力大，炙麻黄发汗力小而平喘止咳的效果好。麻黄治水肿，一般用量大。

李时珍：麻黄太阳经药，兼入肺经，肺主皮毛；葛根阳明经药，兼入脾经，脾主肌肉。

《活人书》：麻黄汤虽太阳发汗重剂，实散肺经火郁之药；桂枝汤虽太阳解肌轻剂，实为理脾救肺之药。

5. 辛夷

辛，温，祛风通窍。为治鼻病之要药，宜包煎。

鉴别用药：苍耳子治鼻病，但偏于散头面部风湿，兼治头风头痛；辛夷则偏于散上焦风寒，开宣肺窍。

6. 细辛

辛，温，归肺、肾经，祛风_{麻黄附子细辛汤}，散寒止痛_{善治少阴头痛}，温肺化饮，宣通鼻窍，宣散肾经风寒。

李时珍：细辛，气之厚者能发热，阳中之阳也，辛温能散，故诸风寒风湿头痛、痰饮、胸中滞气、惊痫者，宜用之；口疮喉痹诸病用之者，取其能散浮热，亦火郁则发之之义也；辛能泄肺，故风寒咳嗽上气者，宜用之；辛能补肝，故胆气不足，惊痫眼目诸病，宜用之；辛能润燥，故通少阴及耳窍，便涩者，宜用之。

注意事项：有升浮之性，可用于头面部诸风百疾，但风热、阴虚、血虚头痛皆禁用。细辛主要特点是串透开滞，若单用末，不可过钱，多则气不通，闷绝者死。

配伍：细辛配五味子，治感冒风寒或肺寒咳喘，一般初期多用细辛，久咳多用五味子；配牙皂，名通关散，研末吹鼻取嚏，可通气祛痰开窍；配白豆蔻，含漱治口臭；配桂心，祛寒通窍，治口不能言，通关窍；配黄连，名兼金散，治口舌生疮；配黄连、胡黄连、藿香，名胡黄连散，治小儿口疮；配当归，滋肝燥，止肝痛；配附子，开关节而祛寒湿，舒踝膝之挛拘，通经络而逐冷痹寒瘀，并治遍体风疹；配防己，散里之寒湿；配石膏，名二辛煎，治水饮内阻，清透以除表热，辛透以宣肺邪，并治胃火牙痛及肌麻痹；配川芎，疗金疮，止痒痛；配干姜，治痰饮、咳逆，回厥止痛；配薤白，疏胸利气，善开壅滞；配半夏，治心悸，疗支饮，止风痰头痛；配大黄，治痰饮，面热如醉，通血道经脉；配赤芍，起经脉，除关节逆冷；配独活，润燥，治少阴头痛；配升麻，治额头痛，三叉神经痛；配藁本、防风，治厥阴头痛，须臾不可忍；配荆芥穗，治头目风；配茴香、荔枝核，治疝气及阴肿；配熟地，治三阴证之反发热，寒邪深伏少阴，湿温或杂病余邪流入少阴阴分之腰疼；配萆薢，透湿气，疗带下，并治老人小便多；配天南星，治口眼歪斜；配人参，能增强人参奋阳之能量。

鉴别用药：蚕沙能通凝滞，偏用于祛风湿滞于肌肉而致的肌肉疼痛；细辛搜风寒湿邪滞于肝肾而致的筋骨疼痛。

独活善搜肾经气分伏风，细辛善搜肝肾血分风寒。

7. 香薷

辛，微温，解表祛暑化湿，利水消肿。香薷乃夏月解表之药，为清暑主药，如冬月之用麻黄。

注意事项：火盛气虚、寒中阴脏、阴虚有热者禁用。

配伍：配厚朴，治阴暑；配白术，治水肿。扁豆健脾化湿而消暑；荷叶升达清气而消暑；香薷散利湿浊而祛暑。

《温病条辨》：形似伤寒，但右脉洪大而数，左脉反小于右，口渴甚，面赤，汗大出者，白虎汤主之；脉芤甚者，白虎加人参汤主之；但汗不出者，新加香薷饮香薷、扁豆花、厚朴、银翘主之。

《得配本草》：阴暑者香薷为宜，若暑热淫于五内，症必大热大渴，气喘汗泄，吐泻不止，元气消耗，所谓阳暑也，非白虎、清暑益气等汤不可，尚用香薷散其真气，助其燥热，未有不误者矣。

8. 白芷

辛，温，散风，除湿，通窍，排脓，止痛，止痒。白芷常用于阳明经头痛，为治鼻渊_{苍耳子散}头痛要药，又为外科常用之品。白芷善治各种头痛，尤其是对眉棱骨处疼痛有显著效果_{选奇汤}（羌活、防风、白芷、黄芩、炙甘草）。

注意事项：其性燥烈而发散，血虚、气虚者禁用；痈疽已溃者勿用。

配伍：白芷配川芎，名复方都梁丸，能祛风止痛，清头目，治风寒入气血所致头痛、鼻塞及胸痹等症；配川芎、石膏，清茶调下，名宝鉴石膏散，治风火头痛；配川芎、甘草、川乌、细茶、薄荷，治顽固性头痛有效；配荆芥，治风寒流涕；配椿根皮，治湿热带下；配瓜蒌子、贝母，治乳痈；配大黄，治痈疽赤肿。

鉴别用药：白芷与细辛都能止牙痛，但细辛偏治齿髓疼痛，或夜间牙痛，白芷偏治齿龈连面颊部肿痛的牙痛。

9. 葱白

辛，温，发汗解肌_{葱豉汤}，通上下阳气_{白通汤：四逆汤去甘草之缓，加葱白通阳，治少阴戴阳下利证}。通阳气而达表，行经络而散寒。

10. 荆芥

辛，微温，祛风散血中之风，止血，为风病、血病、疮家圣药。温性不显，药性平和，风寒、风热表证，都可应用。若外感表证，用麻黄、桂枝辛温发表重剂嫌热、嫌猛，用银翘嫌寒时，荆防辛温发表轻剂用之最宜。

鉴别用药：荆芥适用于散全身的风邪；生芥穗适用于散头部的风邪；荆芥炭和芥穗炭适用于收敛止血，并可治疗产后失血过多和血晕症。

11. 防风

辛、甘，微温，解表，胜湿，止痛，解痉，升清_{痛泻要}^方。风能胜湿，防风为风药之润剂、治风之通用药、祛风胜湿之要药。黄芪得防风而功益大_{黄芪防风汤、玉屏风散}。

注意事项： 元气虚，病不因风湿者禁用。

配伍： 配白术、牡蛎，治虚风自汗；配黄芪、白芍，止自汗；配白芷、细茶，治偏正头痛；配胆南星，治破伤风；配白及、柏子仁，人乳调涂，治小儿解颅。

鉴别用药： 其温性略强于荆芥，祛风治全身疼痛的效果比荆芥好，荆芥祛风解表发汗作用较防风好；风在皮里膜外者，荆芥主之，风在骨肉者，防风主之。

12. 羌活

辛、苦，温，解表散寒，祛风胜湿，止痛_{蠲痹汤}，升太阳经和督脉的阳气。羌活气雄而散，药性比防风强，为却乱反正之主药、非时感冒之仙药，为治疗上半身疼痛和后头疼痛的引经药。羌活祛除风湿用量宜重，解散风寒用量不大，升阳升清则用量小。

注意事项： 血虚头痛禁用。

鉴别用药： 羌活偏祛上半身的风湿，善治脊、项、头、背的疼痛；独活偏祛下半身风湿，善治腰、腿、足、胫的疼痛。

羌活与桂枝都能祛风散寒，但羌活善于驱散头项脊背部的风寒，而桂枝则善于驱散肩臂手指的风寒。

13. 藁本

辛，温，发表散寒，祛风胜湿，止痛。头巅顶处为督脉所过之处，藁本散督脉风寒，善治头顶痛_{凡巅顶痛，宜藁本、防风，及酒炒升麻、柴胡}。头痛不用引经药则无效，太阳用羌活，阳明用白芷，少阳用川芎，太阴用苍术，少阴用细辛，厥阴用吴茱萸。

14. 苍耳子

辛、苦，温，小毒，祛风湿，通鼻窍苍耳子散，散结止痛。诸子皆降，惟苍耳子独升。

注意事项：临证宜炒，减毒使用。

二、辛凉解表药

发散风热有升麻，浮萍薄荷桑菊花；

柴葛蔓荆牛蒡子，木贼豆豉蝉衣加。

1. 升麻

辛、甘，微寒，发表，透疹，清热解毒，升阳。

注意事项：伤寒初病太阳、下元不足、阴虚火炎皆禁用。多用则散，少用则升，蜜炙使不骤升。有病大小便秘，用通利药罔效，加升麻反通。

配伍：配石膏、葛根，止阳明头痛、齿痛有热者；配黄连，治牙龈浮烂恶臭，亦治口舌生疮；配葛根、白芷，治前额眉棱骨头痛；配葱白、白芷，缓带脉之急；配白术，治中气下陷，白带量多；配葛根，治脾土火郁；配葛根、赤芍、甘草，名升麻葛根汤，能透发麻疹；配当归、桃仁、肉苁蓉、怀牛膝，升清气而滋润肠道，通大便虚燥；配枳壳，升清阳而宽肠下气；配泽泻，升清气而开泄肾邪；配大黄，升清阳而通降腑气；配乌药，治小肠疝气，胀痛难忍，气不得息。柴胡引少阳清气上行，升麻引阳明清气上行，两者同用，可升提气分。

2. 浮萍

辛，寒，发汗解表，透疹，祛风止痒，利水消肿。其发汗胜于麻黄，下水捷于通草。

注意事项：血虚肤燥、气虚风痛皆禁用。

配伍：配四物、黄芩，治身体虚痒。

3. 薄荷

辛，凉，疏散风热，清利头目，利咽透疹。其发汗解表力较强，为疏散风热之要药。

注意事项：虚人不宜多服，夏月多服，泄人元气。肺虚咳嗽、客寒无热、阴虚发热皆禁用。

配伍：薄荷配钩藤，治伤风感冒初起或将愈时，有咽痒咳嗽等症者，效果甚佳。

鉴别用药：桑叶偏于凉血清热，疏风明目；薄荷则偏于入气分，辛凉解散力强。

4. 桑叶

甘，寒，疏风清热桑杏汤，清肝明目桑叶、黑芝麻等分，蜜丸，名扶桑丸，除湿祛风，乌须明目。

5. 菊花

辛、甘、苦，微寒，疏风清热，解毒，明目。

配伍：配石膏、川芎，治风热头痛；配枸杞子，治阴虚目疾。

鉴别用药：外感风热多用黄菊花；清热、明目、平肝多用白菊花；清热解毒用野菊花。

薄荷偏于发散，辛凉发汗之力强于菊花，不可常用；菊花则偏于清肝热，祛肝风，并有养肝明目的作用，可以常服。

6. 柴胡

苦、辛，微寒，和解清热生用量大（小柴胡汤），疏肝解郁醋炒量中（逍遥散），升举阳气酒炒量少（补中益气汤）。

注意事项：太阳病能引盗入门、病入阴经能重伤其表、病在肝肾经络不合、阴虚火动痰喘宜清不宜升、虚寒呕吐愈升则愈吐，五者皆禁用。

配伍：柴胡配黄芩，能和少阳而疏肝胆；配白芍，能治肝郁血虚诸症；配板蓝根、北沙参，可治小儿夏季热；配补气药，升阳气；配清气药，散邪热；配甘草，治余热伏暑；配人参，治虚劳邪热；配地骨皮，治邪热骨蒸。

7. 葛根

甘、辛，凉，发表解肌葛根汤，升阳葛根芩连汤、七味白术散，透疹葛根升麻汤，解热生津玉液汤，解酒毒葛花尤良，但葛花解酒不如枳椇。为治脾胃虚弱泄泻之圣药。少用鼓胃生津止渴，多用解肌发表退热。风药多燥，葛根独能止渴者，以能升胃气、入肺而生津耳。

注意事项：多用可伤胃气，太阳病初起、表虚多汗者勿用。

8. 蔓荆子

辛、苦，平，疏散风热，凉肝明目，治头痛益气聪明汤。其最大的特点是能散头部风热而治头痛，以痛近于颞部者效果较好。

注意事项：血虚头痛者禁用。

配伍：配荆芥穗、防风，治风寒头痛；配桑菊，治风热头痛。

鉴别用药：藁本常治风寒头痛；白芷常治风湿头痛；蔓荆子常治风热头痛。

白/刺蒺藜偏用于肝风上亢而致的眩晕头痛，蔓荆子偏用于风热上攻而致的头沉昏闷头痛。

9. 牛蒡子

辛、苦，寒，疏风散热，解毒透疹，利咽散结。

注意事项：性冷而滑利，炒用可缓和寒滑之性。

鉴别用药：疏散之力不如薄荷，但解热毒、利咽喉、消肿之力较强。

10. 淡豆豉

辛、甘、微苦，寒，解表葱豉汤，除烦栀子豉汤。用于治疗外感初热，凡以银翘散或荆防之类热不退，而心下郁烦不适者，即应手取效。张镜人：伤寒热病，过卫入气阶段必用之。

注意事项：伤寒时症，宜下不宜汗者禁用。

11. 蝉蜕

甘，寒，疏风热，透疹，明目退翳，息风止痉。蝉蜕其声清响，故治中风失音；昼鸣夜息，故止小儿夜啼。

注意事项：多服泄元气。

配伍：蝉蜕配胖大海，治肺热声哑。

鉴别用药：蛇蜕有小毒，善于除风邪，亦善于退翳膜，多用于治疗皮肤疥癣、瘙痒等皮肤病。

第二节　清热药

一、清热泻火药

清热泻火莫延迟，知母石膏寒水石；
芦根竹叶淡竹叶，青葙栀子决明子；
鸭跖夏枯谷精草，密蒙花粉功无私。

1. 知母

苦、甘，寒，清热，滋阴降火。上清肺金而泻火，下润肾燥而滋阴，乃二经气分药也。知母多用盐水炒以下行入肾；如用黄酒炒可上行入肺。

注意事项：胃肠滑泄、虚损发热皆禁用。

配伍：知母配贝母，名二母散，清热化痰；配人参，治子烦；配地黄，润肾燥；配杏仁、莱菔子，治久嗽气急；配麦冬，清肺火、润心肺而止咳；配山药、黄芪，益气生津；配地骨皮，治骨蒸劳热；配黄柏、茯苓、泽泻，治下焦湿热肿痛，或膀胱有火邪，小便不利及黄涩；配黄柏、肉桂，名滋肾丸，治邪热在下焦血分，不渴而小便不通，如渴而小便不通，为热在气分，宜治其肺，药如八正、五苓之类，清肺之气，泄其火邪，则水之上源清而小便自利。

鉴别用药：黄柏坚肾清热，偏用于肾经湿热，淋浊，膝软；知母滋肾降火，偏用于肾经虚热，骨蒸消渴；黄柏清下焦有形湿热，知母泻下焦无根之火；二药常合用可增强滋肾、坚肾、降火的作用。

天花粉、知母均能清阳明胃热，天花粉兼益胃生津，知母兼滋阴降火。有人认为知母苦寒滑降，多用可伤胃肠而引起泄泻，天花粉甘凉益胃又能生津，对胃有益无损，主张把白虎汤中的知母改为天花粉。

2. 石膏

辛、甘，大寒，清肺胃气分火热石膏得知母更寒，退热除烦止渴用量少，难见功；煅用有清火生肌、收湿、敛疮的作用，外科常用在敛疮、祛湿、止痒方面。清中有透，味甘，清而护阴。

注意事项：胃弱气虚、血虚发热者禁用。

配伍：配细辛，名二辛散，能清热止痛，消牙龈肿痛；配甘草，名玉泉散，治阳明内热；配生地黄，主治肾阴不足，胃火上炎口齿诸症；配栀子，清脾胃伏火，治口疮、口臭；配竹叶，能清肺胃之热；配桂枝，治温疟；配苍术，治中暍；配川芎、白芷、细茶，治阳明头痛；配荆芥、防风、细辛、白芷，治胃火牙痛。煅石膏配升丹，名九一丹，用于疮疡不敛。

鉴别用药：寒水石清肺胃实火，偏入血分，无解肌达表之力；生石膏清肺胃火热，主入气分，并解肌达表，使邪外透。石膏、葛根、黄连、石斛、竹茹悉除胃火，邪火伏于阳明气分，宜用石膏疏之；气为热所滞，致失升降之令，而食不化，宜用葛根升之散之；热火入于胃腑，升之火气益烈，疏之结不可解，宜用黄连导之使下；石斛但清胃中虚火；竹茹专主胃腑虚痰。

3. 寒水石

咸，大寒，清热泻火。

配伍：桂苓甘露饮：六一散、五苓散加石膏、寒水石，治中暑受湿。

4. 芦根

甘，寒，清肺胃热，生津，止呕，除烦，透疹。

配伍：配竹茹、生姜、粳米，名千金芦根汤，治伤寒病后，呕哕不下食。

鉴别用药：天花粉偏入胃经，清胃热，生津止渴，兼解毒，消肿，排脓，生肌；芦根偏入肺经，兼清宣肺热，治肺痈，透疹。

芦根专清透气分之热，白茅根善清血分之热，两者伍用，对各种发热均可使用。

5. 竹叶

甘、淡，寒，清热除烦，利尿渗湿导赤散。

配伍：竹叶、荷梗配伍，为清热祛暑佳品，临证与六一散参合，亦可与藿香、佩兰合用。

鉴别用药：灯心草、竹叶均能清心利水，但灯心草偏治五淋，尿道涩痛而小便不利；竹叶偏治心中烦热，舌红尿赤而小便不利。

6. 淡竹叶

功似竹叶。淡竹叶长于清热利尿；竹叶长于清解胃热。

7. 栀子

苦，寒，清泻三焦火热，祛湿解毒凉血性苦寒，气血两清，直折火毒，曲曲下行，能使热邪从小便排出。

注意事项：邪在表、虚火上升、病人久微溏者皆禁用。

配伍：配凌霄花，名凌霄花散，治酒齇鼻；配牡丹皮，可清肝火；配黄柏、甘草，名栀子柏皮汤，治身热发黄者；配淡豆豉，名栀子豉汤，为阳明解表圣剂，仲景用栀子豉汤治心烦懊憹不眠；配淡豆豉、薤白，名活人薤白汤，治伤寒下痢如烂肉汁，赤白滞下，伏气腹痛，诸热毒。

栀子豉汤加减：热伤气者加甘草；呕者加生姜；下后心腹痛，起卧不安，热已入胃，去豆豉，佐枳朴以泄满；若以丸药下之，身热不去，微烦者，去豆豉，加干姜；大病瘥后，劳复者，加枳实；劳复若有宿食者，枳实栀子豉汤再加大黄如围棋子大者五六枚；酒疸，心中懊憹，或热痛者，去豆豉，加大黄。

鉴别用药：表热或便溏用皮，内热用仁。生栀子入气分而泻火，栀子炭入血分而凉血止血。

8. 草决明/决明子

苦，微寒，清肝胆郁热，明目。决明子有降脂降压作用。

鉴别用药：蔓荆子治两侧头痛，以痛近于颞部者效果较好，偏于散风明目；草决明治两侧头痛，以疼痛近于太阳穴处者效较好，偏于清肝明目。木贼退目翳而明目；草决明清肝热而明目。

9. 夏枯草

苦，寒，清肝火，平肝阳，散郁结。入足厥阴气分，解阴中郁结之热，通血脉凝滞之气。治目珠疼，至夜则甚者，神效。

注意事项：气虚者禁用。

配伍：夏枯草配草决明，善治肝火上炎之目赤肿痛、羞明流泪、头痛眩晕。

鉴别用药：元参治瘰疬，偏于滋阴降火，解毒散结；夏枯草治瘰疬，偏于平肝解郁，清热散结。菊花治头痛，偏于疏散风热；夏枯草治头痛，偏于平肝清热。

10. 谷精草

甘，平，疏散风热，明目退翳。李时珍："凡治目中诸病加而用之，甚良，明目退翳之功，似在菊花之上。"

注意事项：血虚病目者禁用。

11. 密蒙花

甘，微寒，清肝明目退翳。入足厥阴经，去肝家之燥热，消风眼之赤脉，是眼科常用药。

配伍：密蒙花配谷精草，能清肝经风热，明目退翳。

12. 天花粉/瓜蒌根

甘，寒，清热，生津，解毒，排脓。天花粉注射剂能引产。

注意事项：胃虚湿痰、亡阳作渴、病在表者皆禁用。

鉴别用药：天冬、麦冬能养阴生津止渴，但其性黏腻，容易碍胃；天花粉生津止渴且能益胃。

二、清热燥湿药

清热燥湿药苦寒，黄芩黄柏与黄连；
龙胆苦豆加苦参，马尾秦皮和白鲜。

1. 黄芩

苦，寒，泻中上焦实火，燥肠胃湿热，清少阳邪热，兼凉血安胎_{气血两清}。

注意事项：大肠无火、肺气虚弱、血虚胎动皆禁用。

配伍：《本草纲目》：黄芩得柴胡退寒热，得白芍治下痢太阳少阳合病，得桑白皮泻肺火，得白术安胎。配白芷、细茶，治眉眶痛。

鉴别用药：清热多用生黄芩，安胎多用炒黄芩，清上焦热可用酒芩，止血多炒炭用。枯芩善清肺火及上焦之实火，治肺经有热咳嗽；子芩善清大肠火，泻下焦湿热。

《本草备用》：黄芩、栀子、菊花、知母、麦冬、沙参、桑皮、地骨皮、天花粉、紫菀，皆制肺金之火，盖肺本清肃之类，邪火而欲泄之，黄芩、栀子之类；气热而欲泄之，桑白皮、地骨皮之类；金枯于火而欲泄之，沙参、麦冬之类；痰火而欲泄之，紫菀、天花粉之类；木火侮金而欲泄之，菊花、黄芩之类；肾火烁金而欲泄之，知母、地骨皮之类；其余各经之火，皆能侵犯肺金，务在各祛其火，不治肺而肺无不治，勿得专用黄芩以治肺火。

柴胡清热由于苦以发之，是散火热之标；黄芩清热由于寒以胜之，是直折火热之本。桑白皮、地骨皮泻肺经气分之热；黄芩、栀子泻肺经血分之热。

2. 黄柏

苦，寒，清热燥湿，坚肾益阴，泻火解毒_{虚实两清}。

朱丹溪：君火者，人火也，心火也，可以水灭，可以直折，黄连之属，可以制之；相火者，天火也，龙雷之火也，阴火也，不可以水湿制之，当从其性而伏之，惟黄柏之属，可以降之。黄柏补水，以其能清自下泛上之阴火，火清则水得坚凝，不补而补也，盖阴中邪火，本非命门之真火，不妨用苦寒者除之；若肾中之真水不足，水中之真火虚浮于上，宜用二地以滋之，水足火自归藏也，如误投知柏，水愈燥而火愈炎，反成孤阳飞越，莫可救矣。

注意事项：脾胃虚泻，尺脉细弱者禁用。

配伍：李时珍：邪火煎熬，阴血渐涸，阴虚火动之病须之，然必少壮气盛能食者，用之相宜，若中气不足，而邪火炽盛者，久服则有寒中之变。黄柏配知母滋阴降火；配苍术除湿清热，为治痿要药；配细辛泻膀胱火，治口舌生疮；配肉桂，治咽痛。

鉴别用药：清热燥湿用生黄柏；坚肾、清虚热用盐水炒黄柏；治尿血、便血用黄柏炭。

黄柏佐知母滋阴降火，有金水相生之义，盖黄柏能制膀胱命门阴中之火，知母能消肺金、制肾水化源之火，去火可保阴，即所谓滋阴也。

3. 黄连

苦，寒，清泻心胃大肠火热，解热毒，燥湿。各经泻火药得黄连，其力愈猛。炒用可减低寒性。四川产者效力较好，名为川连。

黄连有广泛抗菌作用，其中对痢疾杆菌作用最强。

注意事项：虚热妄用，必致格阳；苦燥伤阴，久服反化为热；发热初起，投黄连遏抑其火，则邪将盘结而不散。

配伍：黄连配吴茱萸（6∶1），名左金丸，可用于肝火旺，肝胃不和而致的胃痛嘈杂，泛吐酸水，"本气实而土不虚者宜之"吴茱萸平肝木，黄连清心火，木平则不生心火，火不刑金，而金能制木，不直伐木，而左金以制木；配吴茱萸、白芍，名戊己丸，治肝脾不和胃痛吞酸，腹痛泄泻，以及热痢等；配吴茱萸、粟壳，名固肠丸，治脏腑滑泄，昼夜无度者；配附子，名连附六一汤，能清肝泻火；配香附，名黄鹤丹，治气郁化火；配细辛可用于口疮；配肉桂，名交泰丸，可用于心肾不交，虚阳上扰之失眠；配木香，名香连丸，可用于痢疾；配枳壳，治痔疮；配干姜，开泄心下痞满；配半夏、瓜蒌，名小陷胸汤，开泄结胸；配阿胶，名外台主赤白痢方，能清热育阴，治阴虚火旺之心烦不眠，热痢伤阴。配白芍，泻脾火；配石膏，泻胃火；配木通，泻小肠火；配槐花，泻大肠火；配栀子，泻三焦火；配蜀椒，安蛔虫；配龙胆草，泻肝胆火；配大黄、黄芩，名泻心汤，治心火内炽，血热吐衄。配葛根、黄芩，名葛根芩连汤，治湿热泻痢属初起表证未罢者；配白头翁、黄柏、秦皮，名白头翁汤，治热毒血痢。

鉴别用药：凡治血，防风为上部之使，黄连为中部之使，地榆为下部之使。

胡黄连偏用于骨蒸劳热，五心烦热，并用于小儿疳积惊痫；川黄连偏用于中焦湿热，并用于各种疮痈肿毒。

黄芩退壮热，且入中上二焦，多用于湿温病，黄连偏用于胃肠湿热痢疾，黄柏偏治下焦湿热，善治黄疸、带下、淋证等；清气分热、清脏腑热方面，黄芩长于清肺热，兼清少阳胆热，黄连清心胃热，黄柏善泻相火，清虚热。

4. 龙胆草

苦，寒，清泻肝胆火热，除下焦湿热。大损胃气，无实火者禁用。每次 3~6g 煎服。

配伍：配黄芩、栀子，泻肝胆实火，治肝经热盛。

5. 苦参

苦，寒，清热，燥湿，杀虫，利尿。常用于皮肤病，苦参煎汤外洗，可用于痔疮疼痛，或肛门、阴部生疮，常配合皮硝、苦楝皮、槐花等同用。

近人不敢入煎剂，不特畏其苦味难服，亦嫌其峻厉而少避之也。

据现代研究，苦参可杀灭阴道滴虫，有抗多种皮肤真菌的作用。

注意事项：肝肾虚而无热者禁用。

配伍：苦参配人参、丹参，名三参汤，治心悸、怔忡、心律不齐等；配菊花，可以明目止泪；配茵陈、车前子，可治湿热黄疸；配槐花，治大便下血及热痢；配牡蛎，治赤白带下；配白术、牡蛎，治梦遗；配当归、贝母，名当归贝母苦参丸，治妊娠尿难；少佐麻黄，可退遍身痒疹。

鉴别用药：苦参专治心经之火，与黄连功用相近，但黄连去心脏之火为多，苦参去心腑小肠之火为多。

玄参凉血滋阴，清热降火，偏用于咽喉肿痛；苦参凉血泻火，清热燥湿，偏用于皮肤湿疹、荨麻疹等。

6. 秦皮

苦，寒，微涩，清热治痢，清肝明目。

鉴别用药：白头翁治痢，偏于清热凉血；秦皮治痢，偏于清热涩肠。

7. 白鲜皮

苦，寒，清热，除湿，止痒可与苍术、苦参伍用，利关节。为治风痹、诸黄之要药。前人记载本品可治风黄、急黄。

三、清热解毒药

清热解毒蒲公英，贯众连翘配地丁；
板蓝青叶金银花，野菊青黛土茯苓；
拳参穿心白头翁，射干熊胆共鱼腥；
白花蛇舌山豆根，红藤蚤休败酱青。

1. 蒲公英/黄花地丁

苦、甘，寒，归肝、胃经，清热解毒，消痈散结诸家不言治淋，试之甚验。专治乳痈、疔毒，亦为通淋妙品。

鉴别用药： 紫花地丁凉血解毒大于蒲公英；蒲公英散结消肿大于紫花地丁。

败酱草清热排脓，偏用于治肠痈；蒲公英清热解毒，偏用于乳痈。

鱼腥草清热解毒，味辛入肺，宣散壅结，偏用于治肺痈及肺部感染；蒲公英兼能入肝胃二经，消肿散结，偏用于治乳痈及乳房肿块。

瓜蒌治乳痈长于宽胸散结，清热化痰；蒲公英治乳痈长于清热解毒，消痈散结。

2. 连翘

苦，微寒，清心肺火，解疮毒，散温邪。清心解毒力强于金银花，为疮家圣药。

配伍： 连翘与莲子心同用，可入心经；配金银花，清热解毒，兼散风热；配赤小豆，清利湿热；配荆芥、薄荷，辛凉解表；配牛蒡子，治疮疡有神功。

鉴别用药： 金银花兼能散风热，升散透达之力大于连翘；连翘兼散血中郁火壅结，消肿散结之力大于金银花。

蒲公英消疔毒之力大于连翘；连翘清上焦心肺火热之力大于蒲公英。

3. 紫花地丁

苦、辛，寒，清热解毒，凉血消肿，以治疗疮为特点。据研究，本品有广谱抗菌作用。

4. 板蓝根

苦，寒，清热解毒，凉血利咽。

鉴别用药： 大青叶凉血解毒化斑胜于板蓝根，板蓝根利咽喉强于大青叶；治大头瘟，两者配伍，名板蓝根冲剂，对流行性腮腺炎、乙脑、麻疹及肝炎均有一定的疗效。

5. 大青叶

苦，大寒，清热，解毒，凉血。

6. 金银花/忍冬花

甘，寒，清热解毒，凉血，止痢。为治一切内痈外痈之要药，泻中有补，为痈疽溃后之圣药。

配伍：金银花配甘草，名银花甘草汤，清热解毒，治热毒疮疡及下痢；配黄芩，成银黄片，能清热解毒，治上呼吸道感染、急性扁桃体炎、咽炎、疮疖、脓肿等症；配黄芪、当归、甘草，托痈疽。

忍冬酒，治痈疽发背一切恶毒，初起便服奇效。

鉴别用药：忍冬藤功似金银花而力缓，兼有通经活络、消经络中风热的作用，可用于急性关节炎表现为关节热肿疼痛者。

7. 青黛

咸，寒，功似大青叶，但凉血消斑强之，善泻肝肺之火，兼消膈上热痰。每次 1.5～3g，作散剂冲服或丸剂。

注意事项：阴虚火炎者禁用。

配伍：配海蛤壳，名黛蛤散，主治肺热咳嗽，痰粘成块，不易咳出。

裘笑梅：青黛配马齿苋（1:4），加入麻油外用，能清下焦湿热，治外阴瘙痒、湿疹等。

腮腺炎时腮腺肿大疼痛，可用青黛冷开水调涂，或配合蒲公英、金银花、瓜蒌合用，能消肿止痛。

8. 土茯苓

甘、淡，平，解毒，除湿，利关节。

能解轻粉、汞毒，用量 15～60g。

9. 白头翁

苦，寒，泻胃与大肠邪热。入手足阳明经血分。

配伍： 配黄连、木香，治下痢咽痛；配秦皮、黄连、黄柏，名白头翁汤，治热毒痢。

鉴别用药： 治痢弱于黄连、黄柏。

黄连清热兼燥湿，治实热痢好，白头翁清大肠血热，治热痢下血好；黄连治细菌性痢疾好，白头翁治阿米巴痢疾好。

10. 射干

苦，寒，清热解毒，消痰散结利咽。泻上焦实热，降厥阴相火。

据现代研究报道，射干能消除上呼吸道的炎症渗出物，并有止痛、解热作用。

注意事项： 虚者禁用。

配伍： 射干配麻黄，主治咳喘上气，喉中水鸡声；配山豆根，阴干为末，吹咽喉肿痛神效。

焦树德： 扁桃体发红肿大可用射干；咽喉发红疼痛而扁桃体不甚肿大可用山豆根；兼声音嘶哑加牛蒡子、蝉蜕；兼见颈部红肿加马勃、板蓝根；扁桃体化脓腐烂的加青黛、板蓝根；扁桃体肿大不易消退，除用射干外，并加用僵蚕。山豆根泻火清热力强；射干消痰散结力强。

11. 鱼腥草

辛，微寒，清热解毒，排脓。治痰热壅肺，为肺痈吐脓血之要药。

12. 白花蛇舌草

甘、微苦，寒，清热，解毒，利湿，消痈。

可试用于胃癌、食管癌、直肠癌等多种癌证，取其清热解毒作用。

13. 山豆根

大苦，大寒，泻火解毒，利咽喉。泻心火以保肺金，而大肠之风热亦清。每次 3～6g。利咽力强，常用于治疗咽喉红肿疼痛。

注意事项： 虚火炎肺所致的咽喉肿痛者禁用。

配伍： 山豆根配射干，治痰热结滞于咽喉而致咽喉肿痛；配板蓝根，治毒热炽盛而致咽喉烂痛；配槐角、槐花治痔痛出血。

鉴别用药： 马勃治喉痛，偏于清宣肺热，使热邪外透；山豆根治喉痛，偏于泻热解毒，降火消肿；射干治喉痛，长于清热、消痰、散结，偏治痰热结滞，扁桃体红肿。

14. 红藤

苦，平，清热解毒，活血止痛。为治疗肠痈腹痛要药。

15. 蚤休

苦，微寒，有小毒，清热解毒。

常用于咽喉肿痛，疔毒疮疡。每日 5～10g，用量大时，可出现恶心、呕吐等副作用，一般无生命危险。

据现代研究，本品有抗菌作用，也有用治肿瘤者。

配伍： 配夏枯草，治淋巴结结核。

鉴别用药： 本品解毒、祛毒之力大于蒲公英、银花、紫花地丁等品。

16. 败酱草

辛、苦，微寒，解毒，化瘀，消肿，排脓。临床多用于肠痈。

配伍： 配薏苡仁、附子，名薏苡附子败酱散，治肠痈脓已成者；配四物，治恶露不止。

17. 山慈菇

辛，寒，小毒，清热解毒，消积攻坚。每次 3～6g，煎服。

只能直下，而不能旁行，其气虽峻，而无定络通经之性。

18. 马勃

辛，平，清肺热，利咽喉。利咽力缓。

四、清热凉血药

> 清热凉血水牛角，紫草丹皮共赤芍；
>
> 玄参生地兼养阴，血营实热诸症消。

1. 犀角

苦、咸，寒，清营凉血，解毒定惊，止血。散心经之火，泻肝木之邪，清胃中之热。每次 1.5 ~ 6g，细粉冲服，或入丸散。今用水牛角代之。

注意事项：无大热者禁用。

配伍：董建华：水牛角 10 ~ 30g 配赤芍治热痹颇有功效。

2. 紫草

甘，寒，凉血活血，透斑疹，清热解毒，通大便。功效缓和。

3. 牡丹皮

苦、辛，微寒，凉血，活血，虚实两清。泻心包伏火，清膻中正气，除血中内热，退无汗骨蒸。

注意事项：脾胃虚寒，相火衰者勿用。

鉴别用药：地骨皮治有汗之骨蒸劳热，泻肺中伏火；牡丹皮治无汗之骨蒸劳热，泻血中伏火。

李时珍曰：世人专以黄柏治相火，不知丹皮之功更胜，故仲景肾气丸用之。又曰：丹皮、黄柏，皆除水中之火，然一清燥火，一降邪火，判不相合；盖肾恶燥，燥则水不归元，宜用辛以润之、凉以清之，丹皮为力；肾欲坚，以火伤之则不坚，宜从其性以补之，黄柏为使；故黄柏退邪火之胜剂，勿得以丹皮为稳于黄柏，而置黄柏于无用也。

4. 赤芍

辛、苦，微寒，活血散瘀止痛，凉血，消痈肿_{善清肝}热，无清虚热之功。

注意事项： 产后气血虚弱及血寒经闭不宜使用，然亦有用酒炒用者。

鉴别用药： 白芍补而收，赤芍散而泻；白芍益脾，能于土中泻木，赤芍散邪，能行血中之滞。白芍养血柔肝，赤芍行血散滞，二药伍用，善入阴分，一补一泻，止痛之功益彰；白芍养血敛阴，赤芍凉血，二药相合，可退血分之热。

丹皮泻心经之火，除血中伏热而凉血和血；赤芍泻肝经之火，行血中瘀滞而活血散瘀。

5. 玄参

苦、咸，寒，滋阴降火，凉血解毒软坚_{色黑入肾，能壮}水以制水，散无根浮游之火，逐颈项喉咽痹毒。入足少阴经，清上焦氤氲之热，滋下焦少阴之火。

据现代研究，本品有降压和降糖作用，对绿脓杆菌有较强抑制作用。

配伍： 配天花粉，治痰结热痈；配牛蒡子，治急喉痹风；配甘草、桔梗，治咽喉肿痛；配升麻、甘草，治发斑咽痛。

鉴别用药： 生地、玄参均能滋阴，玄参清热养阴不及生地；生地甘寒补阴，偏于凉血清热，适用于血热之火；两者配伍，主治温病热邪入营。

苦参苦寒，泻火燥湿，善治外部皮肤湿热疥癣；玄参咸寒，降火养阴，善治内部肾阴不足，骨蒸劳热。麦冬养阴，偏于润肺；元参养阴，偏于滋肾。

6. 生地黄

甘、苦，寒，凉血清热，滋阴补肾。

干地黄为补肾之要药，益阴血之上品，内专凉血滋阴，外润皮肤荣泽，病人虚而有热者，宜加用之。

注意事项： 胃气虚寒、阳气衰少、胸腹痞闷皆禁用。

配伍： 配白茅根，滋阴凉血退热；配麦冬，名增液汤，润肺清火，复脉内之阴；配天冬，滋肾降火，引肺气入生精之处；配玄参，解毒清热，凉血；配犀角，凉血化斑；配麦冬、玄参，名增液汤，能清热生津润燥；配人参、天冬，名三才汤，能益气清热生津；配人参、茯苓、白蜜，名琼玉膏，治虚劳干咳；配玄参、胖大海，名金果饮，治咽喉红肿热痛，声音嘶哑；配生姜，名交加散，治妇人气血不和，腹痛结瘕，产后血虚，伏热不退；配当归，和少阳之血；配通草，导小肠郁热；配车前子，治血淋。

鉴别用药： 地黄生则寒，干则凉，热则温。鲜生地苦重于甘，其性大寒，强于清热凉血；干生地甘重于苦，强于养阴。生地主用于凉血、清热、滋阴、生血；生地炭主用于止血；用黄酒蒸制者，名熟地，主用于补肾滋阴、养血。

五、清虚热药

清虚热药皆性寒，青蒿白薇有树建；
骨皮退蒸别具功，还有银柴胡黄连。

1. 青蒿

苦、辛，寒，退虚热，凉血，解毒，截疟虚实两清。

凡苦寒之药，多伤胃气，惟青蒿芬香入脾，独宜于血虚有热之人，以其不犯胃气。

配伍：青蒿配鳖甲，滋阴清热，善治阴虚火旺诸症。

鉴别用药：地骨皮治肝肾虚热，退有汗之骨蒸，兼清肺中伏火；青蒿清肝胆虚热，退无汗之骨蒸，兼除温热久留。

柴胡和解表里，主治邪据少阳，寒热往来；青蒿清肝胆虚热，兼治温热留连，寒热交作，似表似里，类虚类实，或暮热早凉，久久不愈。

2. 白薇

微苦，寒，清热，凉血，解毒。

《千金方》：白薇散治胎前产后遗尿不知时，白薇、芍药等分，酒调服。

鉴别用药：青蒿清肝胆虚热，退无汗之骨蒸，治热在骨间，可将邪热由阴分引至气分而使其外出；白薇清肌胃虚热，治原因不明的低热，兼清冲任血热。

3. 地骨皮

甘、微苦，寒，泻肺火，清虚热。降肺中伏火，泻肾虚热，除无定之虚邪，退有汗之骨蒸。

李时珍：枸杞、地骨皮，甘寒平补，使精气充足，则邪火自退；世人多用苦寒，以芩连降上焦，知柏降下焦，致伤元气，余以青蒿配地骨皮退热，累有殊功。

注意事项：中寒者禁用。

配伍：地骨皮配柴胡、麦门冬汤，治虚劳身热如燎；配麦冬、小麦，治虚热烦渴；配防风、姜、草，名地仙散，治骨蒸烦热及一切虚劳和大病后烦热不解者。

鉴别用药：桑白皮清肺热，泻肺火，偏入气分；地骨皮泻肺火，清血热，主入血分。

丹皮退无汗骨蒸；地骨皮退有汗骨蒸。

4. 银柴胡

甘，微寒，退虚热，清疳热，为清疳热要药。

鉴别用药：柴胡退热，主要解少阳经的实热；银柴胡退热，主要退阴分的虚热。

5. 胡黄连

苦，寒，消疳积，退劳热。本品小儿科使用最多。

第三节　泻下药

泻下药物三下分，峻下攻下和濡润；

大戟遂芫牵牛子，商陆巴豆和千金；

硝黄芦荟番泻叶，火麻松子郁李仁。

一、峻下药

1. 大戟

苦，寒，有毒，攻泻水饮。

内服丸散，每次1g。得大枣则不损脾。

鉴别用药：大戟能泻上中下三焦脏腑之水，甘遂能逐上中下三焦经隧之水。大戟毒性较甘遂小，逐水力逊于甘遂。

2. 甘遂

苦，寒，有毒，泻逐水饮，是逐水猛剂。

本品入肺、脾、肾经，能逐泻上中下三焦之水邪痰饮，使水从大便泻出。内服多醋制，有效成分不溶于水，宜入丸散，每次 0.5~1g。

注意事项：与甘草同用，则毒性增强。

配伍：甘遂配大黄、芒硝，名大陷胸汤，治水热互结之大结胸证；配大戟、白芥子名控涎丹，能祛痰逐饮。

3. 芫花

辛、苦，温，大毒，峻下逐水，兼除痰饮，以泻胸胁水饮见长。内服丸散，每次 0.6g。

大剂量（>3g）可峻下逐水；中剂量（2~3g）可攻下积滞，功同大黄；小剂量（<1.5g）缓泻导滞，峻药轻投。

注意事项：大戟、甘遂、芫花毒性逐渐增加，三药用醋制后可减轻其毒性，均反甘草。

朱丹溪：水病当以健脾为主，使脾实而气运，则水自行，宜参、苓为君，视所挟症加减，苟徒用利水药，多致不救。

4. 牵牛子

苦，寒，有毒，下气，通二便，逐水消肿。有黑白两种，黑者力速。

注意事项：辛热雄烈，泄人元气，病在血分，脾胃虚弱而痞满者禁用。

配伍：黑牵牛配小茴香，名禹功散，能散寒行水；配甘遂，名二气汤，泻水力峻，治水肿腹满。

鉴别用药：利尿作用明显，毒性在峻下药中最低，逐水力较甘遂、大戟、芫花稍缓。

5. 商陆

苦，寒，有毒，利尿逐水。临床治疗各种重症水肿，利尿较牵牛更效。内服入煎，5~10g。

6. 巴豆

辛，热，大毒，泻寒积，逐痰癖。为峻泻猛药，去脏腑沉寒，为斩关夺门之将；其性刚猛，走气溃坚，荡涤肠胃之积滞，驱除脏腑之阴霾，片刻间靡不奏效。巴豆辛热峻下逐水最强，但无利尿作用。峻用有劫病之功，微用有调中之妙。内服时，多用巴豆霜0.1~0.3g，宜入丸散。如服巴豆霜后泻下不止，服冷稀粥或饮冷开水可得缓解；巴豆中毒，绿豆汁解之。

巴豆霜是用量很小即可致泻的泻下药，并有消痞化积的作用，所以小儿科的丸散中常用之。

鉴别用药：《本草从新》：大黄、巴豆，同为峻下之剂，但大黄性寒，腑病多热者宜之；巴豆性热，脏病多寒者宜之。故仲景治伤寒传腑多热者，多用大黄；东垣治五积属脏者，多用巴豆。

二、攻下药

1. 芒硝

咸、苦、寒，泻下，软坚，清热。其直往无前之性，所谓无坚不破，无热不荡者也，病非热邪深固，闭结不通，不可轻投，恐误伐下焦真阴故也。

治乳痈可用芒硝外敷，以消肿块，亦可作回乳之用。

芒硝与莱菔同煎，过滤，冷却后析出结晶，经过风化而成白色粉末，名玄明粉，其泻下作用比芒硝缓和，多用于热较轻、体较弱者。

注意事项：芒硝、朴硝、玄明粉，皆通大便之实结，而虚秘者用之，祸如反掌。

配伍：玄明粉配枳壳、半夏、茯苓，名指迷茯苓丸，能软坚化痰，治痰湿阻络，筋络挛急，臂痛难举。

2. 大黄

大苦寒，泻下攻积，清热泻火燥湿，消痈解毒，活血通络气血两清。大黄气味重浊，直降下行，走而不守，有斩关夺门之力，故号为将军。若酒浸，亦能引至至高之分。

注意事项：血枯经闭、血虚便秘禁用。攻下积滞便秘宜生军后下，作清热剂用，宜先下久煎，中上焦热证用熟军或生军泡服，活血化瘀用酒军，止血用焦军或大黄炭。

配伍：大黄泻下无枳实不通，主要泻心胃肝火。茵陈为治黄疸专药，设去大黄则鲜有效矣。

大黄配芒硝，泻下之力增强，且快捷；配芒硝、甘草，名调胃承气汤，治燥实之大便秘结；配枳实、厚朴，名小承气汤，治痞满实之大便秘结；配黄芩、黄连，名泻心汤，治心胃火盛，迫血妄行吐血、衄血。配黄芩、栀子泻肺火；配黄连泻心火；配龙胆草泻肝火；配生石膏泻胃火。配荆芥，名倒换散，治二便不通：小便不通，大黄减半，大便不通，荆芥减半。

大黄取少量与健脾胃药同用，可健胃实肠；与利水药同用，可治水肿胸腹胀满；与温里散寒的干姜、附子，以及峻下寒积的巴豆同用，可治寒积便秘。

鉴别用药：牵牛（黑白丑）泻下，有小毒，主要攻逐腹部积水；大黄泻下，主要是推荡肠胃积滞、热结。

巴豆、大黄均为峻泻药，但巴豆性热，大黄性寒。

【附】《焦树德用药经验》：遇有恐惧服汤药，每喝汤药即吐者，把汤药煎好后，可先用大黄三分，甘草二分，煎水一小杯，慢慢喝下，服后约过 20 分钟如不吐，再服原来的汤药即可不吐，有效验。

3. 芦荟

苦，寒，泻下，凉肝，消疳积，清热杀虫。诸苦寒药无出其右者。芦荟能入肝经血分，有通月经的作用，前人经验认为芦荟引药入肝的效力最快。1～2g，宜入丸散，不入汤剂。

注意事项：脾胃虚寒者禁用。

配伍：配朱砂，名更衣丸，能清心肝火而通便，治热结便秘而见烦躁易怒、失眠之证。

4. 番泻叶

甘、苦，寒，泻下导滞。

可治习惯性便秘。缓下 1.5～3g，攻下 5～10g，用开水泡服，入汤剂后下。

注意事项：妇女哺乳期、月经期及孕妇忌用。

三、润下药

1. 火麻仁

甘，平，含脂肪油，为滋润滑肠的通便药。

注意事项：多食男子滑精阳痿，女子发带疾。

配伍：配苏子，研汁煮粥，治虚风便秘；配紫菀、杏仁，治大便不利。

鉴别用药：黑芝麻、火麻仁均可滋润通便，但黑芝麻滋补肝肾，养血益精而润燥；火麻仁缓脾生津，增液润肠而通便。

2. 郁李仁

辛、苦，平，润肠通便，利水消肿。利水之力较弱，润肠通便强于火麻仁。《得配本草》：邪气结于胃府，用下药而不下，此幽门未开也，惟郁李仁开之，邪气自流而下；惊恐后寒热如疟，治疟之剂不效，此惊气结于胆下，胆因气积，横而不垂，惟郁李仁去胆下之惊气，以散其结，则寒热自除。

焦树德：因受惊而失眠，经服一般安眠剂无效者，可在辨证论治基础上加入酒煮郁李仁五钱至一两，往往有效。

鉴别用药：火麻仁偏入脾与大肠血分，生津润燥，增液缓脾而滑肠通便；郁李仁偏入脾与大肠气分，通幽散结，行大肠气而导滞润肠。

第四节　祛风湿药

一、祛风湿散寒药

祛风除湿散寒凝，青风海风丁公藤；
独活川乌威灵仙，乌梢蕲蛇寻骨风；
木瓜海棠伸筋草，蚕沙松节路路通。

1. 海风藤

辛、苦，微温，祛风湿，通经络。

2. 独活

辛、苦，温，祛风湿，发散风寒，止痛。

文彦博：独活、生地，治牙疼甚验。

鉴别用药：《中药学》：羌活性较燥烈，偏于发散，风湿在上者为宜；独活性较缓和，发散之力不及羌活，而善于治下部之痹痛。

威灵仙祛风湿，能达十二经，兼能祛痰水积聚，性极快利；独活祛风湿，主搜肾经伏风、寒湿，兼治奔豚。

3. 川乌

辛、苦，温，大毒，祛风湿，散寒止痛。散寒止痛较附子强。入煎3~9g，入丸散1~2g。

配伍：川乌配威灵仙、五灵脂，名仙桃丸，治周身麻痹疼痛或手足麻痹，腰膝痹痛；配全蝎，治风痹肢节疼痛。

鉴别用药：附子性重峻，温脾逐寒；乌头性轻疏，温脾逐风；寒疾宜附子，风疾宜乌头。

草乌，功同川乌，而毒性更强，非风顽急疾，不可轻用，用量 1.5～4.5g。

4. 威灵仙

辛、咸，微温，祛风湿，通经络，治骨鲠。其性善走，性极快利，无处不到，可宣通五脏、十二经，兼能除痰消积。温性不强，可用于治热痹。

注意事项：气虚血弱者禁用。

配伍：与砂仁、砂糖，醋煎，治诸骨鲠。

鉴别用药：豨莶草偏用于湿重的关节疼痛；威灵仙偏用于风重的关节疼痛。

5. 白花蛇/蕲蛇

甘、咸，温，有毒，搜风活络定惊。内走脏腑，外彻皮肤，无处不到，引诸药直到有风疾处，透骨搜风，截惊定搐。用量 3～10g，研末服 1～1.5g。头尾有大毒。

鉴别用药：乌梢蛇：甘，平，无毒，功用与白花蛇相近，偏用于皮肤不仁、疥癣等症，误用反能引风入骨。

6. 木瓜

酸，温，利湿理脾，舒筋活络。临床用于：中焦湿盛所致的吐泻、腹胀；湿邪流注于小腿而致的湿脚气；暑湿伤中，发生吐泻不止而致的两腿腓肠肌痉挛；湿痹。

配伍：配吴茱萸，温散下焦寒湿，疏筋止痛，可治脚气入腹，困闷欲死；配牛膝，能舒筋活络，和胃化湿，治湿痹及霍乱转筋；配槟榔，治脚气冲心；配乌梅，可收纳胃气。

鉴别用药：白芍治筋病，主要是柔肝缓急而养筋；木瓜治筋病，主要是利湿温肝而舒筋。

7. 伸筋草

苦、辛，温，祛风湿，舒筋活络。

鉴别用药：络石藤偏于通经活络；伸筋草偏于舒筋活血。

8. 蚕沙

甘、辛，温，祛风除湿，和胃化浊。作木瓜辅助药。

9. 松节

苦，温，祛风湿，活经络，利关节。松节治骨节间风湿，偏用于关节屈伸不利或关节肿胀的寒湿痹痛。

10. 路路通

苦，平，祛风活络，利水通经。

朱良春：路路通才薄不堪重用，其作用在于通利，故无论气滞、瘀血、停痰、积水均可用之以为开路先锋。

11. 透骨草

辛，温，祛风湿，活血止痛。

本药外洗可引药渗入经络血脉而祛风、活血、止痛。

二、祛风湿清热药

祛风除湿消热肿，秦艽海桐臭梧桐；

桑枝防己豨莶草，丝瓜络石穿山龙。

1. 秦艽

苦、辛，微温，祛风利湿，退骨蒸劳热，利胆退黄，为风药之润剂。风湿痹证，无问新久，或偏寒偏热，均可配伍应用。

2. 海桐皮

苦、辛，平，祛风湿，通经络。

3. 桑枝

苦，平，祛风湿，利关节。药性平和，不冷不热，可以常服。

鉴别用药：桂枝辛温，能通达四肢阳气，偏用于风寒痹痛；桑枝苦平，能利四肢关节、祛风气，偏用于风邪化热的四肢关节痹痛及中风半身不遂；两者配伍，治肩背痹痛。

4. 防己

辛、苦，寒，祛风湿，止痛，利水，通行经络。泻下焦血分湿热，为疗风水之要药。

注意事项：元气虚弱、阴虚内热、病后虚渴皆禁用。

鉴别用药：汉防己主下半身水气；木防己主上半身风气。木防己有肾毒性，临床少用。

木瓜酸温，化湿兼能舒筋活络，善治筋挛、足痿；防己苦寒，利水兼能通络泻热，善治水肿、脚气。

5. 豨莶草

苦，寒，祛风湿，通经络，清热解毒。药性和缓，偏用于湿重的关节疼痛。

6. 丝瓜络

甘，平，祛风，通经络，化痰。

三、祛风湿强筋药

祛风除湿强筋简，寄生狗脊千年健；
五加根皮鹿衔草，雪莲花香有石楠。

1. 桑寄生/桑上寄生

苦，平，祛风湿，补肝肾，强筋骨，安胎。

他树多寄生，以桑上采者为珍。

2. 狗脊／金毛狗脊

甘，温，补肝肾，强腰膝，兼能除风湿。药性平和，为平补肝肾之药。

3. 千年健

苦、辛，温，祛风湿，健筋骨。千年健有浓厚香气，用于骨痛也有良效。

鉴别用药：豨莶草偏祛湿邪，千年健偏祛风气。

4. 南五加／五加皮

辛、苦，温，利湿消肿，强腰膝，壮筋骨。

王纶：风病饮酒，能生痰火，惟五加浸酒益人。

鉴别用药：南五加无毒，补肝肾，强筋骨；北五加有毒，偏于强心利尿，不可多服。

第五节　芳香化湿药

芳香化湿用苍术，藿香佩兰加厚朴；

草果砂仁与豆蔻，温脾健胃寒湿除。

1. 苍术

辛、苦，温，燥湿健脾_{常配厚朴}，祛风湿，能升发胃中阳气。朱丹溪：实脾土，燥脾湿，治痰之本。又为治痿要药。

配伍：苍术配玄参，治舌红苔腻之糖尿病；得米泔浸一宿，焙为末，蒸饼丸，治好食生米；配茯苓，能健脾和胃，升清降浊，调理后天；配熟地，治青盲、雀目、眼目昏涩。合黄柏为二妙散，治湿热下注诸症，加牛膝为三妙散。

鉴别用药：朱丹溪：苍术为阳明药，气味雄壮辛烈，强胃健脾，开发水谷之气，其功最大；香附阴血中快气药，下气最速；两者配合，一升一降，可散其郁，和其中，而致气血冲和。

2. 藿香

辛，微温，化湿，解暑，止呕。芳香而不嫌猛烈，温煦而不偏于燥烈，快脾顺气，开胃进食。治脾胃吐逆，为最要之药，常配伍半夏。

配伍：藿香配猪胆汁，名藿胆丸，能清肝化湿，通利鼻窍，治肝火上炎或肝胆湿热之鼻渊；配香附，治中焦气滞，肝胃不和，胸闷脘痞，欲嗳不得，腹中胀满，不能转气者。

3. 佩兰

辛，平，化湿，解暑。功似藿香，但力弱之。

4. 厚朴

苦，辛，温，下气，除满，燥湿，消胀，平喘。除肠胃之浊邪，涤膜原之秽积。

注意事项：若元气虚弱，虽腹胀宜斟酌用之。

配伍：《别录》：厚朴与枳实、大黄同用，则泻实满，所谓消痰下气是也；与橘皮、苍术同用，所谓温中益气是也。

鉴别用药：枳实破气，偏用于消积滞，除痞硬，兼能泻火；厚朴下气，偏用于消腹胀，除胃满，兼能燥湿。

大腹皮下气消胀，兼能利水，偏用于腹部水肿；厚朴下气消胀，兼能燥湿除满，偏用于腹胀便结。

苍术燥湿，能除脾湿，升清阳；厚朴燥湿强于苍术，能除胃满，降积滞。

青皮破肝气郁结，治因怒胁痛；厚朴下胃肠积气，治胀满腹痛。

【附】厚朴花药力较小，理肝气，行气宽胸，偏用于中上二焦，治肝胃气滞，胃脘闷痛等。

5. 草果

辛，温，燥湿，温中，截疟。

配伍： 佐常山能截疟。

6. 砂仁

辛，温，化湿，行气，调中，安胎，醒脾开胃。

据现代药理研究，砂仁有芳香健胃作用，可促进胃的机能，促进消化液的分泌，并可排除消化道内积气。

注意事项： 孕妇气虚、血热胎动、肺热咳嗽、气虚肿满皆禁用。

配伍： 砂仁配伍木香，主治胃肠气滞诸症。重用熟地等质地滋腻的补药时，配用砂仁，可免除滋补药妨害消化、减低食欲的副作用。

鉴别用药： 砂仁壳气味薄，燥性小，肝旺胃弱者用之合宜。引火归元用肉桂；引气归元用砂仁。

7. 白豆蔻

辛，温，化湿，行气，温中，健胃，止呕。

白豆蔻其功全在芳香之气，能宣散肺中滞气，温其胃中寒气，燥化脾经湿气。

注意事项： 火升作呕、因热腹痛、气虚皆禁用。

鉴别用药： 白豆蔻、砂仁、草豆蔻、草果均辛温味香，温燥之性渐增，然行气止呕作用渐减。

8. 草豆蔻

辛，温，燥湿，温中，破气，开郁。

草豆蔻治病，取其辛热浮散，然过多亦能助脾热，伤肺损目。

鉴别用药： 白豆蔻偏入肺，偏于行气宽膈；草豆蔻偏入脾，偏于破气开郁，温中燥湿。

肉豆蔻偏于固涩大肠而止泄；草豆蔻偏于燥湿破气而开郁。

草果辛香燥烈之性更胜于草豆蔻，偏于截疟；草豆蔻长于温中调气而化湿。

第六节　利水渗湿药

利水渗湿药分三，消肿猪苓茯苓先；
泽泻泽漆薏苡仁，冬瓜葫芦荠菜添；
香加皮和玉米须，蝼蛄入药用生干；
利尿通淋川木通，草薢萹蓄和车前；
瞿麦通草灯心草，石韦滑石海金沙；
莫忘地肤冬葵子，利湿退黄用金钱；
茵陈虎杖地耳草，垂盆鸡骨功夫全。

一、利水消肿药

1. 猪苓

甘、淡，平，利水渗湿。

配伍： 配泽泻，增强利水效果。

鉴别用药： 车前子利水而不伤阴，兼能清热；猪苓专主利水。

2. 茯苓

甘、淡，平，利水渗湿，宁心安神，益脾止泻。性上行而下降，通心气以交肾，开腠理，益脾胃。利水而不伤气，药性平和，为利水渗湿要药。

注意事项： 虚阳上浮、气虚下陷、心肾虚寒、汗多血虚、水涸口干、阴虚下陷、痘疹灌浆者皆禁用。

配伍：茯苓配人参，通胃气；配白术，逐脾水；配半夏，治痰饮；配木香，治泄痢不止。

茯神配沉香，名朱雀丸，治惊气怔忡者。猪苓利水大于茯苓，无补益之性。

鉴别用药：白茯苓偏于健脾，赤茯苓偏于清热利湿，茯神偏于安神心无火而口干者，不宜轻用，茯苓皮偏于利水消肿。

3. 泽泻

甘、淡，寒，泻肝肾二经之火，逐膀胱三焦之水。走膀胱，开气化之源；通水道，降肺金之气。

配伍：临床上常在补肾药中佐用泽泻，以防补药生热而产生肾火。

泽泻配白术，名泽泻汤，可治胃内停饮而致的头晕目眩。

鉴别用药：利水作用略强于茯苓。

泽泻利尿消水，适用于消水臌之腹水；泽兰行血消水，适用于消血臌之腹水。

《得配本草》：小便不通，用泽泻之类利之，岂知膀胱癃秘，有不一而治者：如肺气虚，虚则气上逆，逆则溺短而涩，病在上焦气分，用茯苓、泽泻、车前理水之上源，则小便自利；若火邪烁于肺金，心火移于小肠而小水不利，宜黄芩、麦冬之品清之；有膀胱本寒，虚则为热，病在下焦血分而溺水不通，宜用知母、黄柏去膀胱之热，桂心开水道之窍；有肾水亏而阴火下降，尿管涩、茎中痛者，宜二地、二冬，滋阴补肾以利之；再有宿垢结于大肠，大便不通，致小便不行者，但当通其大便，则小便不治而自利；淡渗之剂，宁容概施乎。

4. 薏苡仁

甘、淡，微寒，利湿，健脾，排脓，舒筋。

《本草新编》：薏苡仁最善利水，不至耗损真阴之气，凡湿盛在下身者，最宜用之，尚薄其气味之平和而轻用之，无益也。

注意事项： 肾水不足、脾阴不足、气虚下陷、妊娠皆禁用。

鉴别用药： 生用利湿、排脓、舒筋，炒用健脾胃。

木瓜、苡米均能舒筋，但木瓜偏于治寒湿所致的筋脉拘急和腿肚转筋；苡仁偏于治湿热所致的筋急拘挛，肢体难伸。

扁豆、苡米均能健脾，但扁豆偏于消暑除湿以健脾；苡米偏于淡渗利湿以健脾。

5. 冬瓜皮

甘，微寒，利尿。

【附】冬瓜子：排脓利湿，降痰清肺，润燥导滞。可用于肺痈、肠痈、肺热痰多的咳嗽和大便干燥。

6. 蝼蛄

咸，寒，利水，通便。

二、利尿通淋药

1. 木通/川木通

苦，寒，利水通淋，导热下行，通经下乳。泄三焦之邪热而归小肠，通九窍之血脉而利关节。

注意事项： 其大泄心肾之气，素染虚证，或病久气血两亏者，用之元气衰脱，多无救药。

近代报道，关木通有显著的利尿强心作用，大剂量（60g）内服可致急性肾衰竭。

配伍：木通配生地、竹叶、甘草，名导赤散，善清心与小肠之热。

鉴别用药：君火宜木通，相火宜泽泻；泽泻偏泻肝肾之湿热，木通偏泻心与小肠之湿热。

2. 萆薢

苦，平，利湿浊，祛风湿。萆薢除浊分清，治阳明湿热流入下焦，古方有萆薢分清饮。

3. 萹蓄

苦，平，清利膀胱湿热。

据试验报道，本品对金黄色葡萄球菌、痢疾杆菌、绿脓杆菌、伤寒杆菌及皮肤霉菌有抑制作用。

4. 车前子

甘，寒，利水清热，通淋，止泻，益肝肾明目。

利小便而不走气，与茯苓同功，水道利则清浊分，谷脏自止。肾有两窍，车前子能利水窍而固精窍。入汤宜包煎。

配伍：配菟丝子、熟地黄，名驻景丸，治肝肾两虚之目昏生翳。

焦树德：夏季小儿腹泻，大便如稀水状，多日不止者，可用五味异功散加车前子、桔梗，往往收效。

鉴别用药：车前子利水清热，明目止泻；车前草利湿清热兼能凉血止血。

5. 瞿麦

苦，寒，清心热，利小肠、膀胱湿热，入血分，活血凉血。

注意事项：性利善下，虚者慎用。

鉴别用药：石韦清肺与膀胱湿热，偏入气分，多用于湿热淋；瞿麦清心、小肠与膀胱湿热，偏入血分，多用于血淋。

6. 通草

甘、淡，微寒，利小便，下乳汁，泻肺热，舒胃气。功似木通，然味甘性缓而弱之。

《本草纲目》：气寒则降，入太阴肺经，引热下降而利小便；味淡则升，入阳明胃经，通气上达而下乳汁。

配伍：配猪蹄，为猪蹄汤，通经下乳，治乳汁缺少。

鉴别用药：木通降心火引热下行而利水，其性降中兼通通血脉，通大便，通利关节；通草泻肺热助气下降而利水，其性降中兼升使胃气上达而下乳汁。

王不留行行血脉，通瘀滞而下乳汁；通草使胃气上达而下乳汁。

7. 石韦

苦、甘，微寒，清肺经气分之热，利膀胱湿热而利水通淋。

鉴别用药：海金沙与石韦都能清利膀胱湿热而治淋，但海金沙偏入血分，石韦偏入气分；海金沙多用于沙石淋，石韦多用于湿热淋。

8. 滑石

甘、淡，寒，利水祛湿，通淋滑窍，清暑止渴。

滑石色白入肺，上开腠理而发表，下走膀胱而行水，通六腑九窍之津液，为荡热除湿之要剂。河间六一散滑石、甘草，通治上下表里诸病。

滑石治渴，非实止渴，资其利窍，渗出湿热，则脾胃中和而渴自止耳。

寒能清热，滑能利窍，因热小便不利者，滑石最为要药。

滑石粉外用有滑润皮肤、清热祛湿的作用。

注意事项：滑石在直肠、阴道或创面等处可引起肉芽肿，故不宜久服久用。

配伍：配蒲黄，治小便不利；配甘草（6∶1），名六一散，治暑湿；六一散加朱砂，名益元散，兼安神；六一散加青黛，名碧玉散，兼清肝；六一散加薄荷，名鸡苏散，兼疏风。

鉴别用药：冬葵子与滑石都能利尿滑窍，冬葵子兼通乳汁，滑石兼清暑热。

9. 海金沙

甘，寒，清利小肠与膀胱血分湿热。

为孢子入药，布包入煎。

鉴别用药：瞿麦多用于治血淋，草薢多用于治膏淋，海金沙多用于治石淋。

10. 冬葵子

甘，寒，滑利，利尿，滑肠，通乳。

注意事项：气虚下陷、脾虚肠滑禁用。

配伍：配砂仁，治乳痈；配牛膝，下胞衣。

鉴别用药：王不留行通行血脉而下乳，冬葵子滑利除滞而通乳。

三、利湿退黄药

1. 金钱草

甘、淡，平，利水排石，退黄，清利肝胆、膀胱、肾经湿热。为治疗泌尿系结石要药。用量 30～60g。

配伍：金钱草配海金沙、鸡内金，名三金汤，能通淋排石，对泌尿系结石及胆道结石有效。

鉴别用药：退黄弱于茵陈。

2. 茵陈

苦，微寒，清热利湿，退黄疸，为治黄疸要药。

治黄疸可单用茵陈一味，大剂量煎汤内服，一般用量为 10～30g。

茵陈有利胆抑菌作用，可用于胆道感染。

注意事项：无湿气者禁用。

配伍：茵陈治黄疸，阳黄加大黄、栀子_{茵陈蒿汤}，阴黄加附子、干姜_{茵陈四逆汤}。

3. 虎杖

苦，寒，清热利湿，活血定痛，解毒，化痰止咳，通便。

临床常用于治疗胆石症及尿路结石，可配金钱草。

第七节　温里药

附子肉桂能温里，小茴丁香茱萸挤；
花椒胡椒荜澄茄，干姜良姜荜茇奇。

1. 附子

辛、甘，热，有毒，回阳救逆，温助肾阳，逐寒燥湿。入汤剂应先煎 30～60 分钟，中其毒者，黄连、犀角、甘草煎汤解之，黄土水亦可解。

王好古：用附子以补火，必防涸水，如阴虚之人，久服补阳之药，则虚阳益炽，真阴愈耗，精血日枯，而气无所附俪，遂成不救者多矣。附子其性浮而不沉，其用走而不守，通行十二经，无所不至，能引补气药以复散失之元阳，引补血药以滋不足之真阴，引发散药开腠理以追在表之风寒，引温暖药达下焦以祛在里之寒湿。能内达外彻，凡凝寒痼冷，痹结于脏腑、筋骨、经络、血脉者，皆能开通温散；凡阳气将脱，四肢厥逆水冷，凉汗淋漓或绝汗如油者，皆可回阳救逆，立挽危亡。

《本草汇言》：附子乃命门主药，能入其窟穴而招之，引火归元，则浮游之火自熄矣。凡属阳虚阴极之候，肺肾无热证者，服之有起死之殊功。附子有雄壮悍烈之性，有斩关夺门之气，非大寒直中阴经，及真阳虚散几脱，不宜轻用。世人仅见阳虚无热者，投之有起死之功，而不知阴虚火动者，下咽无救死之法。生用发散，熟用峻补。

赵嗣真：仲景麻黄附子细辛汤，熟附配麻黄，发中有补，四逆汤生附配干姜，补中有发，其旨微矣。炮附子最常用，药力足，效果快；黑附片力略弱炮附子。前人经验认为温肾助阳用附子，通痹祛风散寒用川乌。

张景岳称附子、人参、大黄、熟地为中药四维。

《本草正》：附子之性急，得甘草而后缓；附子之性毒，得甘草而后解；附子之性走，得甘草而后益心脾；附子之性散，得甘草而后调营卫。

配伍：附子配人参，回阳气；配黄芪，固表之汗；配白术，除寒湿；配肉桂，补助肾阳；配薏苡仁，名薏苡附子散，缓胸痹之急。

鉴别用药：肉桂助肾阳，暖下焦，能引上浮之火下归于肾；附子回阳气，通行十二经，能追复散失欲绝的元阳。救急多用附子；补益多用肉桂。

2. 肉桂

辛、甘，热，温补肾阳，温中逐寒，温通经脉。气厚纯阳，其性浑厚凝降，守而不走，偏暖下焦，能助肾中阳气，并能纳气归肾，引火归元。补命门之相火，通上下之阴结，升阳气以交中焦，开诸窍而出阴浊，从少阳纳气归肝，平肝邪扶益脾土，一切虚寒致病，并宜治之，专温营分之里，与躯壳经络之病无涉。每次2~5g，研末冲服，入汤剂后下。官桂作用较弱，用量可适当增加。

《本草备要》：木得桂则枯，能抑肝而扶脾土，土为木克，不能防水，古行水方中，亦多用桂，如五苓散、滋肾丸之类。

张景岳：口疮而六脉虚弱，或久用寒凉而不效者，必系无根虚火，宜用理阴煎熟地、当归、炮姜、炙草、理中汤之类反治之，或用官桂噙咽亦可。

鉴别用药：干姜温中逐寒，偏入脾经气分，回阳通脉，兼通心阳；肉桂温中逐寒，偏入肾经血分，抑肝扶脾，兼交心肾。

3. 小茴香

辛，温，温肾祛寒，行气开胃，为治疝气疼痛要药。每次用量3~8g。

配伍：小茴香配橘核、山楂，名香橘散，能疏肝理气止痛，治睾丸肿胀疼痛；配川乌、苍术，名三仙丹，治腰脊强直疼痛。

鉴别用药：小茴香生用偏于理气，盐水炒用偏于温肾。

胡芦巴、小茴香均能温肾散寒治疝，但胡芦巴偏于陈久痼寒，小茴香偏于浅近新寒。

吴茱萸、小茴香均治寒疝，吴茱萸偏于温肝，小茴香偏于温肾。

4. 丁香

辛，温，暖胃，降逆，温肾。用量每次2~5g。

配伍：丁香配白豆蔻，名神香散，治胸膈胃脘逆气难解，诸药不效者。

鉴别用药：公丁香、母丁香性味功效大致相同，但公丁香药效迅速，母丁香药力持久，二药常合用。

柿蒂苦温降气治呃逆，丁香辛香暖胃降逆治呃逆，两者配伍，主治呕吐呃逆、嗳气吞酸。

5. 吴茱萸

辛、苦，大热，有小毒，陈者良，温胃燥脾散寒，疏肝下气，暖肾治疝。每次 1.5～5g。既温中散寒，又解肝经郁滞，有良好的止痛作用。

李东垣：浊阴不降，厥气上逆，膈塞胀满，非吴茱不可治也。吴茱萸得东方震气，直入厥阴，招其垂绝不升之阳，以达上焦。咽喉口舌生疮者，以吴茱萸末醋调，贴两足心，移夜便愈。

配伍：吴茱萸配生姜，温中祛寒散水，治疝气腹痛，遇寒剧发；配茯苓，名吴仙散，温中下气，化饮止呕，治痰饮中阻，每于饱食，或气候变更，即头痛背寒，不能食，呕吐酸汁。

鉴别用药：半夏止胃气不和，治中焦有湿之呕吐；吴茱萸止脾胃虚寒，治厥气上逆之呕吐。

山茱萸滋厥阴之阴液，温肝补肾而收虚汗，止遗精；吴茱萸开厥阴之气郁，温肝暖脾而下逆气，止寒呕。

6. 川椒/花椒

辛，热，小毒，温中，止痛，杀虫。通上焦君火之阳，达下焦命门之气。用量每次 2～5g。

《本草纲目》：椒，纯阳之物，其味辛而麻，其气温以热。

注意事项：多用伤气失明；脾肺有热、阴火虚盛者禁用。

配伍：配乌梅，伐肝气；配茴香，治久泻；配苍术，治飧泄不化。

【附】椒目：苦寒，行水平喘，利小便，除水饮。

7. 干姜

辛，热，归脾胃心肺经，温中，回阳，温肺化饮。引血分药入气分而生血_{血虚发热、产后大热宜之}，引附子入肾而祛寒回阳复脉。

《本草求真》：干姜大热无毒，守而不走，附子无姜不热。

注意事项：孕妇服之，令胎内消；气虚者服之，伤元。阴虚内热多汗者禁用。

配伍：姜辛味有温肺、开肺、合肺的作用，配甘草，名甘草干姜汤，治肺冷之方，非肺痿通用之方；配高良姜，温脾以祛疟；配人参，助阳以复阴；配白术，温运脾胃；配川椒，温中下气；配肉桂，能温中补命门之火，止脘腹疼痛，平降冲逆。

鉴别用药：炮姜炭温里作用弱于干姜，而长于温经止血，偏治小腹、脾肾之寒；干姜偏用于治胃脘、脐腹、心肺之寒。

8. 高良姜

辛，热，温胃散寒，消食。

鉴别用药：生姜辛重于温，长于外达走表，祛外寒，止呕吐；高良姜温重于辛，长于温中走里，散内寒，止疼痛。

干姜温中偏于脾而温脾寒，常用于治脐腹部的寒痛；高良姜温中偏于胃而散胃寒，常用于治脘腹部的寒痛；两者配伍，名二姜丸，温中止痛力强，治脘腹冷痛。

第八节　理气药

理气药物行性急，陈皮青皮大腹皮；
沉香木香青木香，檀香枳实共柿蒂；
香附香橼九香虫，佛手乌药绿萼梅；
甘松刀豆荔枝核，薤白玫瑰川楝齐。

1. 陈皮

辛、苦，温，理气，调中，燥湿，化痰。

陈皮陈则烈气消，无燥散之患，半夏亦然，故同名二陈。

配伍：在补药中配一些陈皮，能避免产生胸闷、中满、食欲不振等不适。

陈皮配生姜，名橘皮汤，治胃失和降，恶心呕吐。配竹茹，治热呃；配干姜，治寒呃。配白术，补脾；配人参，补肺。配炙甘草，治痰气；配槟榔，治气胀。配桃仁，治大肠血秘；配杏仁，治大肠气秘。

鉴别用药：青皮偏入肝胆，破气散滞，兼能治疝；陈皮偏入脾胃，理气和胃，兼能化痰；两者配伍，主治肝脾失和诸症。

广橘皮刮去里面的白东西，叫广橘红。化橘红化痰效力最大；广橘红偏于轻清入肺化痰；陈皮偏于理气消胀开胃。

橘络偏于化痰通络；橘核可散结止疝痛；橘叶能疏肝解郁，散乳痈。

2. 青皮

苦、辛，温，破气消滞，舒郁降逆，止疝气痛。

注意事项：朱丹溪：青皮乃肝胆二经气分药，故人多怒，有滞气，胁下有郁积，或小腹疝痛，用之以疏通二经，行其气也，若二经不实者，当先补而后用之。

鉴别用药：柴胡疏上焦肝气，青皮平下焦肝气。

枳实破气苦寒而降，偏于快利胸膈，消导肠胃积滞；青皮破气，辛温而散，苦温而降，偏于胁肋疼痛，破肝经气结。

3. 大腹皮

辛，微温，下气宽中，利水消肿。药力较槟榔次之。

注意事项：气虚者禁用。

4. 沉香

辛、苦，温，降气，温肾平喘。诸木皆浮，而沉香独沉，能下气而坠痰涎；色黑，体阳，入肾门，暖精助阳。"行气不伤气，温中不助火"。温性甚于木香。每次 1 ~ 1.5g，研末冲服。

注意事项：气虚、阴血虚、火盛者皆禁用。

配伍：配木香，治胞转不通；配肉苁蓉，治大肠虚秘；配熟地，纳气归肾。

鉴别用药：旋覆花降肺脾痰气；沉香降脾肾逆气。

槟榔降气，偏于破泻下降，正气虚者忌用；沉香降气，无破泻作用，不伤正气。

降香降血中之气而止血；沉香降肾虚不纳之气而平喘。

5. 木香

辛、苦，温，行肠胃滞气，疏肝开郁，调中，止痛。

《本草纲目》：木香乃三焦气分之药，能升降诸气，泄肺气，疏肝气，和脾气。气滞于上，火郁于中，则脾气不醒，木香破滞而醒脾，使脾得淫气于心，散精于肝，气血调和，而肝脾之病自除。

注意事项：脏腑燥热、胃气虚弱、阴虚及气脱者禁用。

配伍：木香配黄连，治痢疾；配黄连、黄芩，治暴痢；配砂仁，治脘腹痞满；配槟榔，行气导滞，除里急后重；配莱菔子，治腹胀；配小茴香，治疝痛；配乌药，治小腹部气逆作痛；配木瓜，治霍乱转筋腹痛；配煨姜，治冷滞；配黄柏、防己，治脚气肿痛；配天南星、生姜，名星香散，治肩背拘急疼痛；配肉桂、杜仲，空心温酒调下，行气活血，名治腰痛如神方。

鉴别用药：生用专行气滞，煨熟用以止泻。

砂仁行气偏于和中消食，除痞满，兼能引气归肾；木香行气偏于行肠胃滞气而消腹胀，兼能燥湿治泄，实大肠。

6. 青木香

辛、苦，微寒，行气止痛，解毒消肿。

下气甚速，散气最捷。

注意事项：可损害肝肾功能。

【附】其藤为天仙藤，其子为马兜铃。

7. 檀香

辛，温，调脾肺，利胸膈，散寒止痛，为理气要药。用量 1~3g，入丸散剂。

檀香有紫、白两种，紫檀香咸寒，偏入血分，外用敷金疮，能消肿定痛。

鉴别用药：沉香降气，降中有升，偏于降气；檀香理气，升中有降，偏于宣散气郁。

降香理气兼入血分，止血活血，消肿定痛，偏用于治疗折伤；檀香偏用于理气开郁，并能治心腹诸痛丹参饮。

8. 枳实

辛、苦，微寒，破气，消积，化痰，除痞。

注意事项：枳实破气结的作用很强，大损真元，非邪实者，不可误用。

配伍：枳实配白术，能除腹中积聚痞满，按之硬痛等症；配赤芍，名枳实芍药散，治妇人产后腹痛；配厚朴，除阳明胃腑痞满；配大黄，推邪秽；配生姜，宣通胸中阳痹；配桂枝，治胸痞气逆；配薤白，治胸满气结。

鉴别用药：青皮破肝经气结；枳实破胃肠气结。

9. 柿蒂

苦，平，降逆气，止呃逆。

鉴别用药：柿蒂味苦气平，虽与丁香同为止呃之味，然一苦平一辛热，合用深得寒热兼济之妙。

10. 香附

辛，微苦，平，疏肝解郁，止痛，调月经。入足厥阴经及手少阳经气分，为血中气药，通行十二经及奇经八脉气分。

李时珍：香附为气病之总司，女科之仙药也，大抵妇人多郁，气行则郁解，故服之尤效，非宜于妇人，不宜于男子也。

注意事项：久服助火耗血散气，气虚作胀、血虚内热、月经先期、精血枯闭者禁用。

配伍：香附配高良姜，名良附散，治气滞寒郁之胃脘痛；配砂仁、甘草，名快气汤，治寒凝气滞，心腹疼痛；配乌药，名乌香散，能疏肝理气调经；配荔枝核，名蠲痛散，理气散结止痛；配木香，疏中气；配沉香，升降诸气；配细茶，治头痛；配川芎、苍术，治诸郁头痛；配紫苏，散外邪；配艾叶，暖子宫，治心腹诸痛；配藿香、甘草，治妊娠恶阻；香附一味，名独圣散，疮疡初起（皆气滞血凝），便以此药入茶饮之为妙。

鉴别用药：木香辛温，偏行肠胃滞气，主入气分；香附辛平，偏宣通十二经气分，兼入血分。青皮入肝，破气散结，兼能治疝；香附入肝，理气开郁，兼能调经。

《名医别录》：香附、川芎、薄荷、木贼、天麻、紫草、柴胡，皆入肝经以散肝气：香附解肝经之郁结，川芎升肝经之血气，薄荷去肝经之风火，木贼散肝经之寒邪，天麻通肝经之血脉，紫草败肝中之热毒，柴胡表肝经之风热。

11. 九香虫

咸，温，行气止痛，温肾助阳。

12. 佛手

苦、辛，温，理气和中，疏肝解郁。

鉴别用药：无陈皮之燥，无青皮之峻。

佛手花偏用于胸胁气滞作痛，并能开胃醒脾；佛手偏用于中焦气滞，胃痛作呕。

13. 乌药

辛，温，行气宽胸，顺逆止痛，温散肝肾冷气，疏达腹部逆气，兼温肾缩小便，为常用的温肾治疝要药。

注意事项：气虚及内热者禁用。

配伍：配木香，治腹冷气痛；配青皮，去五积切痛；配益智仁，治小便频数；配沉香、甘草，名小乌沉汤，治腹痛、疝痛。

鉴别用药：香附行十二经滞气，开郁散结，偏入肝胆，长于治少腹气滞；乌药顺膀肾逆气，治疝，缩尿，偏入肾经，长于治小腹气逆。

14. 荔枝核

甘，温，行散滞气。药性一般，常用于治疝气疼痛和奔豚气。

配伍：配香附，名蠲痛散，治妇人血气痛；配小茴香，名荔香散，治腹痛、疝痛。

15. 薤白

辛、苦，温，助胸阳，开心窍，散胸中与大肠气滞，兼能活血。薤白善散阴寒之凝滞，通胸阳之闭结，为治胸痹之要药瓜蒌薤白白酒汤。

鉴别用药：干姜温肺而助胸阳，偏用于祛心肺寒邪；薤白入心宣窍，行气活血而助胸阳，偏用于治胸痹刺痛。

16. 川楝子

苦，寒，小毒，舒肝气，止痛，杀虫疗癣。为治疝气要药，茴香为使。炒用可减少寒性。

注意事项：脾胃虚寒者禁用。

17. 枳壳

微寒，入脾、肺经，理气消胀。

现代研究报道，枳实、枳壳煎剂可使胃肠、子宫平滑肌兴奋性增强，并可使胃肠蠕动规律化。

注意事项：脾虚服之，气滞作胀、气血虚弱者禁用。

鉴别用药：枳实利胸膈，力猛；枳壳宽肠胃，力缓。

枳壳配桔梗，宣肺下气，宽胸利膈，可治胸胁痞满；配槟榔，可使胸中结逆之气下行；配郁金，理气止痛。八九月胎，气盛雍滞，可用枳壳、苏梗以顺气。

18. 八月札

苦，平，疏肝理气散结。

近年来临床常以本品用治乳腺癌及消化道肿瘤。

第九节　消食药

消食化积脾胃和，山楂神曲内金妥；
麦芽稻芽鸡矢藤，莱菔理气效更卓。

1. 山楂

酸、甘，微温，消积化食，活血散瘀。可用于妇人产后瘀血不行，少腹作痛。对肉食积滞效果好。

配玉竹，能降甘油三酯。

注意事项：气虚便溏、脾虚不食禁用。

鉴别用药：山楂生用适于开胃消食，活血化瘀；炒焦用适于消食导滞。

神曲善于消谷积，兼能化痰导滞，可使金石药物容易消化；麦芽善于消面积，兼能助胃气；山楂善于消肉积、癥块，并能行气活血；三者配伍炒焦，名焦三仙，专于消食导滞。

乌梅酸而收敛，敛肺涩肠；山楂酸而破泄，消积散瘀。

2. 神曲

甘、辛，温，开胃健脾，化食消积，兼发散。炒焦用消食效力增强。本品有帮助金石药品消化吸收的作用。

3. 鸡内金

甘，平，消食开胃，通淋化石，止小儿遗尿。炒用适用于消食开胃，研末服，每次 1.5~3g，效果比煎服好。

4. 麦芽

甘，平，消食开胃，回乳。能化一切米面果实积滞。回乳可每天用生、炒麦芽各 30~60g，煎汤分服，有一定的效果。

注意事项：李时珍：无积而服之，消人元气，与白术诸药，消补兼施，则无害也。多服伤肾气。

鉴别用药：麦芽生用疏肝，鼓舞胃气助消化开胃；炒焦偏于消食化积。

5. 炒稻芽/炒谷芽

甘，平，消食和中，健脾开胃。功同麦芽，但消食之力缓之，为健脾温中之圣药。

6. 莱菔子

辛、甘，平，降气平喘，化痰消积，理气除胀。

注意事项：虚弱、气陷血少者皆禁用。朱丹溪：莱菔子治痰，有冲墙倒壁之功。

鉴别用药：生升熟降，莱菔子生用，性善上升，服用较大量时，能致恶心呕吐，临床少用；炒用则性善降，可用于降气化痰，消胀平喘。

山楂偏用于助消化、磨积块；莱菔子偏用于消痰化滞，降气除胀。

第十节　驱虫药

驱虫杀虫槟榔佳，雷丸鹤虱鹤草芽；
芜荑榧子使君子，苦楝根皮和南瓜。

1. 槟榔

辛、苦，温，降气破滞，行痰下水，消积杀虫，达膜原而散疫邪。泻胸中至高之气，使之下行；性如铁石之降，能坠诸药至于下极。泄气极速，较枳壳、青皮尤甚。

注意事项：气虚下陷禁用。

配伍：配葶苈子，能降痰治喘；配山楂、莪术能消积化滞；配石榴皮，名外台疗百虫方。

鉴别用药：枳实消导积滞，除痞满功能大于槟榔；槟榔降气下行大于枳实，兼杀绦虫。

大腹皮散无形的气滞，消胀而利水；槟榔消有形的坚积，降气而行痰。

第十一节　止血药

凉血止血大小蓟，槐花侧柏和羊蹄；
地榆苎麻白茅根，化瘀止血数三七；
蒲黄茜草花蕊石，降香用之亦相宜；
收敛止血仙鹤草，紫珠藕节刺猬皮；
白及棕榈血余炭，功有异同各显奇；
温经止血灶心土，炮姜艾叶齐卖力。

一、凉血止血药

1. 大蓟

甘、苦，凉，凉血，止血，兼散瘀消肿。

鉴别用药：大蓟无论内服或外用均对疔毒疮痈有效，小蓟则无此作用，但治尿血效果较佳，善治下焦结热血淋。

大小蓟宜生用，炒炭止血作用反而减弱。

2. 槐花

苦，微寒，凉血止血。入肝、大肠血分，炒用增效，善治下部出血。

配伍：槐花配荆芥炭，善治血痢及痔疮出血。

3. 侧柏叶

苦、涩，微寒，凉血止血，祛痰止咳，炒炭收敛止血。侧柏叶偏治上部出血。

配伍：侧柏叶配生地黄，善治血热出血诸症；配槐花，治下部出血。

鉴别用药：艾叶温通理血而止血；侧柏叶清血中湿热而止血。

4. 地榆

苦、酸，微寒，凉血止血，解毒敛疮，炒炭收敛止血。专理下焦血分，除下焦湿热。

配伍：地榆配金银花，主治血热妄行之血崩、血痢；配苍术，治肠风下血不止。

鉴别用药：白及止血，偏理上焦出血；地榆止血，偏理下焦出血。

棕榈炭、地榆炭均能止血，棕榈炭无论寒热的出血均可应用；地榆炭则偏用于下焦湿热的大便出血。

5. 白茅根

甘，寒，凉血止血，清热利尿。药性和缓，寒凉而味甘，能清血分热而不伤于燥，甘而不腻，凉血而不虑其积瘀。本品治尿血效果尤佳。

配伍：配益母草，治肾病水肿伴血尿者有效。

鉴别用药：侧柏叶清血中湿热，苦涩而止血；白茅根清血中伏热，甘寒而止血。

芦根偏清气分热，生津止渴；白茅根偏清血分热，益胃止渴；两者配伍，能清解壮热。

【附】白茅花治上焦血热性出血优于白茅根。

二、化瘀止血药

1. 三七

甘、微苦，温，化瘀止血，散瘀消肿定痛。为金疮杖疮要药。煎服 3～10g，研末服每次 1～1.5g。

注意事项：血虚吐衄、血热妄行、无瘀者禁用。

前人有用小中剂量能止血活瘀，大剂量则破血的经验，可资参考。

配伍：三七配花蕊石、血余炭，可治各种瘀血导致的出血诸证。

鉴别用药：白及偏用于肺胃出血；三七可用于一切出血；两者伍用，可内服，可外用，主治各种出血性疾病。

2. 蒲黄

甘，平，生用性滑，行血消瘀，凉血，利小便，炒黑性涩，止一切血。

注意事项：生蒲黄能收缩子宫，孕妇忌服。

配伍：蒲黄配青黛，善治肝火肺热所致的吐血、衄血。

鉴别用药：五灵脂活血散瘀，偏于温散；蒲黄活血化瘀，兼能凉血止血；二药同用失笑散，能活血祛瘀，散结止痛，主治一切心腹诸痛。

3. 茜草/血见愁

苦，寒，凉血化瘀止血。

鉴别用药：紫草行血活血，偏用于透发斑疹，兼通二便；茜草通经活血，兼治崩漏、便血，止血优于紫草。

4. 降香

辛，温，活血散瘀，止血定痛。煎服每次 3～6g；研末吞服每次 1～2g。

《本草纲目》：可代没药、血竭。

三、收敛止血药

1. 仙鹤草/脱力草

苦、涩，平，收敛止血，止热痢。仙鹤草药性平和，无化瘀作用。

据近代研究报道，本品能使血小板增加，使凝血时间缩短。

2. 藕节

甘、涩，平，收敛化瘀止血。功似血余炭。

鉴别用药：生用止血化瘀，炒炭用收敛止血。

3. 白及

苦、甘、涩，微寒，收敛止血，消肿去腐生肌。入肺止咳血，肺损者能复生之。常用于肺胃出血。煎服 3～10g，研末服每次 1.5～3g。

前人经验认为本品有补肺作用。

据现代研究报道，白及可抑制结核杆菌生长。

配伍：配乌贼骨，名乌及散，用于胃出血。

鉴别用药：荷叶炭、棕榈炭等止血，因收涩太过，常可发生血瘀、血滞情况；白及止血，兼祛瘀生新，虽久用也不发生瘀血。

4. 棕榈炭

苦、涩，平，收敛止血。

年久败棕尤良，与血余炭同用更良。

注意事项：出血初起不可用此药过早，以免发生留瘀的弊害。

5. 血余炭

苦，平，止血散瘀，补阴利尿。

配伍：配滑石，可通小便；配猪膏，治阴吹；配棕榈炭，止窍血。

四、温经止血药

1. 灶心土/伏龙肝

辛，微温，温中止血，止呕，止泻。

2. 艾叶

苦、辛，温，纯阳之性，温中祛寒，温暖子宫，调经，安胎。走足三阴，通十二经，兼入奇经脉络。

注意事项：产后血虚生热、阴虚火动血燥者禁用。

久服多服，热气上冲，并发内毒。

配伍：配香附，名艾附丸，善调妇人诸病；配阿胶，安胎，兼治虚痢。

【附】艾叶炒炭后用于止血。艾叶煎汤外洗，可治皮肤湿疹瘙痒。将艾绒制成艾条，烧灸能使热气内注，具有温煦气血，透达经络的作用。

第十二节　活血祛瘀药

一、活血止痛药

> 活血化瘀止疼痛，郁金姜黄和川芎；
> 乳香没药五灵脂，延胡用之能收功。

1. 郁金

辛、苦，寒，活瘀，凉血，行气，解郁，利胆。性寒而无燥性。

配伍：配白矾，名白金丸，行气化痰开窍，治郁痰所致癫狂失心；配木香，名颠倒木金散，治气、血、热饮、老痰之胸痛，气郁甚者，木香倍之，血郁甚者，郁金倍之。

2. 姜黄

辛、苦，温，破血，行气。

鉴别用药：姜黄行气止痛强于郁金。

片姜黄能入手臂，治风寒湿痹。

郁金苦寒入心，偏于活血；姜黄辛温入肝脾，兼理血中之气；莪术苦温，偏入肝经气分，兼破气中之血。

3. 川芎

辛，温，行气活血止痛，搜风，开郁。辛温走窜，走而不守，然香窜辛散，能走泄真气，单服久服，肝木反受金气之贼，令人暴亡。

李东垣：头痛必用川芎，如不愈，加各引经药：太阳羌活，阳明白芷，少阳柴胡，太阴苍术，少阴细辛，厥阴吴茱萸。

《本草纲目》：血中之气药也，肝苦急，以辛补之，故血虚者宜之，辛以散之，故气郁者宜之。

川芎加入补血剂中，能行血滞，并能行血中湿气。

配伍：川芎配当归，名芎归散，能调经止痛；配香附、清茶，名点头散，治偏头痛；配细辛、生姜，名小芎辛散，治风寒头痛脑动；配枳实、甘草，名枳芎散，治左侧胁痛不可忍，咳嗽，咳引痛甚。

鉴别用药：白芷偏治阳明经风湿头痛；川芎偏治少阳经血郁气滞头痛。

【附】古人验胎法：妇人过经三月，用川芎末，空心热汤调一匙服，腹中微动者是胎，不动者是经闭。

4. 乳香

苦、辛，微温，行气活血，去风伸筋。

注意事项：乳香、没药于疮疡破溃后则不宜用。

配伍：乳香配绿豆，名护心散，能祛恶气，解诸毒，消痈肿疮疡，托里护心。

5. 没药

苦，平，散瘀血，通结滞，消肿定痛。

鉴别用药：乳香行气以活血，兼能伸筋，通经疏络而止痛；没药散瘀而活血，消肿定痛；一偏于气，一偏于血，二药合用则止痛相得益彰。

6. 五灵脂

甘，温，活血止痛，化瘀止血。血闭能通，经多能止。

能治男女一切心腹胁肋诸痛。

【附】五灵脂一两，雄黄五钱，酒调服，滓敷患处，可治毒蛇咬伤。

7. 元胡/延胡索

辛、微苦，温，活血，行气，止痛。本药药性平和，重在止痛，而行气活血作用不显。

《本草纲目》：行血中气滞，气中血滞，专治上下内外一身诸痛，用之中的，妙不可言。入汤宜醋制，入散效更卓，每次 1.5～3g。

配伍：配川楝子，名金铃子散，治肝郁化火导致的腹痛；配白芷（2:1），为元胡止痛片，能行气活血止痛，主治气滞血瘀诸症；配青皮，名青皮延胡散，善治气滞血瘀之胁痛、胸闷胀痛。

鉴别用药：香附主入气分，兼行气中血滞，为气中血药；元胡主入血分，兼行血中气滞，为血中气药。

二、活血调经药

> 活血调经有丹参，牛膝泽兰配桃红；
> 月季凌霄益母草，王不留行鸡血藤。

1. 丹参

苦，微寒，活瘀血，生新血，凉血，安神。

《本草从新》：一味丹参，功同四物，为妇科要药。

有人报道丹参对晚期肝炎及血吸虫病的肝脾肿大有一定疗效。

配伍：配檀香、砂仁，名丹参饮，治疗气滞血瘀所致的心腹、胃脘疼痛；配黄芪，名黄芪丹参汤，治气虚血瘀诸症，尤其对老年人之心脑血管疾患有较好疗效；配三七，能活血化瘀止痛，治瘀血诸症；配三七、冰片，为复方丹参片，能活血化瘀止痛，治心脑血管供血不足诸症。

鉴别用药：当归性温，补血作用大于祛瘀；丹参性微寒，祛瘀之力大于补血。

《得配本草》：丹参、茯神、朱砂、淡竹叶、黄连、犀角、玄明粉皆清心经之火；心血不足以养神，神不安而虚火动者，丹参补之；心怯弱而火气欲发者，茯神镇之；心怯甚而虚火上炎，惊悸毕见者，朱砂降之；心受暑热而脉来混浊者，淡竹叶清之；热邪炽盛而心脉劲急者，黄连平之；心火郁结而心脉沉急者，犀角发之；心火燔灼而病多狂躁者，玄明粉涤之。

2. 牛膝

苦、酸，性平，补肝肾，强筋骨，散瘀血，通淋，引药下行。

《本草经疏》：走而能补，性善下行。

牛膝入肝肾二经，有下行之力，并能引药至腿，可作为治疗身体下部的引经药。

注意事项：失精、血崩、气陷、便滑、小便自利禁用。

鉴别用药：怀牛膝偏补肝肾；川牛膝偏散瘀血，并祛风治痹。

本品能降血压，配银花、赤芍等，可用治血栓闭塞性脉管炎。

3. 泽兰

苦、辛，微温，行血，利水防己为使。

药性平和，补而不滞，行而不峻，为女科要药。

前人有牛膝配泽兰可利腰膝间死血的经验。

配伍：配防己，治产后水肿；配当归，治月水不利。

鉴别用药：益母草、泽兰皆能行血利水，但益母草行血调月经作用较优，泽兰对血分水肿效果较好；两者配伍，行血利水调经。

4. 桃仁

苦，平，破血散瘀，润燥滑肠。

注意事项：一切血虚致经闭、便闭皆禁用。

鉴别用药：杏仁泥（打碎称泥）入气分，用于大肠气秘引起的便秘；桃仁泥入血分，用于大肠血秘引致的便秘，二药同用，治气血郁滞诸症。

5. 红花

辛，温，活瘀血，生新血。少用则活血养血，多用则破血行瘀。

本品活血祛瘀之功甚佳，过用则血行不止。一般用量3~6g，但番红花用量1.5~3g。

鉴别用药：桃仁治瘀血偏于局部有形，或在下腹部；红花治瘀血偏于散在全身无定处者；两者伍用破瘀血。

6. 益母草

辛、苦，微寒，行瘀血，生新血，利水消肿。入足厥阴经血分，行血而新血不伤，养血而瘀血不滞。

【附】益母草子名茺蔚子，与益母草功用近似，兼明目益精，行中有补。治血分风热，明目调经，用子为良。近年报道可用治急慢性肾炎水肿。

7. 王不留行

苦，平，通血脉，除风痹，下乳汁。其性走而不停故名不留。

8. 鸡血藤

苦、微甘，温，行血补血，舒筋活络。

三、活血疗伤药

> 活血疗伤骨碎补，苏木血竭自然铜；
> 儿茶䗪虫马钱子，刘寄奴草亦多情。

1. 骨碎补

苦，温，活血，止血，补肾，续伤，兼能祛骨风，治牙痛。

鉴别用药：补骨脂偏用于温补肾阳，治五更泄泻；骨碎补偏用于祛骨中毒风，治痿痹骨折，并能坚肾固齿。

续断疗折伤，主治在筋；骨碎补疗折伤，主治在骨。

寻骨风止痛作用强，治风寒湿痹之骨痛；骨碎补治毒风瘀血之骨痛。

2. 苏木

甘、咸，平，活血祛瘀，行血祛风。

《本草纲目》：苏木乃三阴经血分药，少用则和血，多用则破血。

配伍：配人参，名参苏饮，治产后瘀血入肺，咳嗽喘急，若愈，当用六君子汤以补脾胃。

鉴别用药：红花行血，长于破瘀；苏木行血，长于祛风。

茜草行血通经，炒用兼止血；苏木行血通经，兼能消肿止痛。

3. 血竭

甘、咸，平，内服活血散瘀，除血痛，外用去腐生肌，收疮口。此药专入血分，为和血圣药。内服每次 1~1.5g，入丸散。

鉴别用药：《本草纲目》：三者皆木脂也，乳香、没药虽主血病，而兼入气分，此则专入血分。

4. 土鳖虫

咸，寒，有小毒，破瘀血，消癥瘕，续筋接骨。水煎3 ~ 10g，研末吞服每次1 ~ 1.5g。

配伍：土鳖虫配大黄、桃仁，名下瘀血汤，治癥瘕积聚、干血蓄血等症。

鉴别用药：虻虫破血，遍行经络，能祛除真气运行难到之处的瘀血；土鳖虫破血，搜剔血块，接补胫骨折伤。

5. 刘寄奴

苦，温，破血通经，专入血分，通行走散。

注意事项：多服令人吐利。

四、破血消癥药

> 破血消癥穿山甲，三棱莪术和虻虫；
>
> 水蛭斑蝥莫小视，药到病除留美名。

1. 穿山甲

咸，微寒，通经络，活瘀血，消肿排脓，下乳汁。

穿山甲、王不留，妇人吃了乳长流。入汤剂先煎，3 ~ 10g，以研末吞服效好，每次1 ~ 1.5g。

《本草从新》：善窜，专能行散，通经络，达病所。

注意事项：性猛不可过用，肝气虚者禁用。

鉴别用药：地龙通经活络，性偏下行，长于治腰、膝、腿、脚之疾；穿山甲通经活络，力达全身，可用于身体任何部位的不通和疼痛。

皂角刺与穿山甲均能破溃痈肿疮疡，但皂角刺兼能搜风，消痰结；穿山甲偏于通经活络，消肿排脓。

2. 三棱

苦，平，散血行气，软坚消积。破血中之气。

注意事项：三棱、莪术同用以消积除癥，但须用于实证；如中气不运而成积块者，应健运中焦佐以削磨积块之品，使积渐消。

3. 莪术

辛、苦，温，行气破血消积，助消化。破气中之血。

注意事项：《本草拾遗》：破积非猛烈之药不奏功，然必身体壮健，饮食如常，用此攻之，积自消散，若元气不足，中气不运，以成积块者，攻之无不速毙。

鉴别用药：三棱破血中之气，破血之力大于破气；莪术破气中之血，破气之力大于破血；两者伍用，祛瘀行气，消癥止痛。

香附力缓，行气活血，通行十二经，以行气为主；莪术力峻，行气破血，主入肝经，以散肝经气滞血结为主。

4. 虻虫

苦，微寒，有小毒，破血逐瘀，消癥通经。水煎每次 1～1.5g，焙干研末吞服每次 0.3g。

鉴别用药：水蛭药力缓而作用持久，逐瘀效果较好；虻虫破血力较水蛭猛峻，遍行经络，通利血脉，服后即可致泻；两者伍用，破血逐瘀。

5. 水蛭

咸、苦，平，有小毒，破血活瘀，散结。煎服 3～6g，焙干研末吞服每次 0.3～0.5g。

水蛭素有抗凝血作用。

第十三节　化痰止咳平喘药

一、化痰药

> 化痰半夏白附子，南星皂荚白芥子；
> 桔梗白前旋覆花，川浙二贝黄药子；
> 竹茹竹沥天竺黄，海藻昆布瓦楞子；
> 前胡瓜蒌胖大海，蛤壳礞石海浮石。

1. 半夏

辛，温，有毒，燥湿化痰_{常伍陈皮}，消痞散结，健脾胃，降逆止呕_{小半夏汤}，为治湿痰要药。

注意事项： 肺痨吐痰、阴虚血少、痰因火动、汗家、渴家、血家皆禁用。

配伍： 半夏配粳米，治胃有痰浊，胃不和则卧不安之证；配麻黄，名半夏麻黄丸，治饮在心下，悸动不安；配沉香，能和胃消胀，治脾胃不健之脘腹胀痛、呕吐气逆等；配川贝，名半贝丸，功专化痰止咳，且燥不伤阴，清不伤阳；配干姜，名半夏干姜散，能温胃止呕，治胃寒干呕、吐涎沫；配干姜、人参，名干姜人参半夏汤，治妊娠呕吐不止；配干姜、白蜜，名大半夏汤，治反胃呕吐；配麦冬，治肺胃阴虚，咳吐涎沫；配厚朴，理气化痰。

《本经逢原》： 半夏同苍术、茯苓治湿痰；同瓜蒌、黄芩治热痰；同南星、前胡治风痰；同芥子、姜汁治寒痰；惟燥痰宜瓜蒌、贝母，非半夏所能治也。

鉴别用药： 姜半夏偏用于治呕吐；清半夏、法半夏偏用于化痰燥湿、健脾胃；半夏曲化痰兼能助消化。

2. 白附子/禹白附

辛，温，有毒，燥湿化痰，祛风止痉牵正散，解毒散结。

白附子引药势上行，能去头面游风。每次 3～5g。

注意事项：脾虚慢惊、阴虚中风皆禁用。

鉴别用药：白僵蚕偏治风热痰结，喉痹咽肿；白附子偏治风痰寒湿，头面诸病。

3. 天南星

苦、辛，温，有毒，祛风痰。温燥之性胜于半夏。天南星得防风则不麻。

据现代研究报道，本品有显著祛痰作用，并有镇痛、镇痉、镇静作用。

注意事项：虚痰、燥痰者皆禁用。

配伍：胆南星配木香，名星香散，治中风痰盛，体肥不渴者；配生半夏、天麻，名玉壶丸，治风痰诸症。

《本草求真》：半夏辛而能散，仍有内守之意，南星辛而能散，绝无有守之性，其性燥烈于半夏也；南星专主经络风痰，半夏专主肠胃湿痰，功虽同而用有别也，但阴虚燥痰服之为切忌耳。

鉴别用药：制南星用生姜制过燥湿化痰，祛经络中风痰，主要用于风痰上扰而致的眩晕、中风、口眼歪斜，惊风等；胆南星用牛胆汁制过豁痰清热，用治痰热诸症。

4. 皂荚

辛，温，小毒，祛痰，开窍。能通上下关窍而涌吐痰涎。研粉吞服，每次 0.6～1.5g。

注意事项：阴虚痰盛、热极生风者禁用。

配伍：配白矾，吐风痰；配海浮石，去膈上之横结之痰。

鉴别用药：白芥子辛窜，偏治皮里膜外、胸胁肋旁之处痰结；皂角为强烈的祛痰药，偏用于痰盛咳逆，中风痰盛及腹中痰积结块。

【附】皂角刺：偏于活血、散结、排脓，常用于痈疽未溃时，能引诸药至痈疽溃处。

5. 白芥子

辛，温，利气豁痰<small>三子养亲汤</small>，消肿散结，通络。过煎无力。朱丹溪：痰在胁下及皮里膜外，非此不能达行。

鉴别用药：苏子降气化痰；莱菔子行气消痰；白芥子温肺豁痰。葶苈子苦寒，泻肺行水，偏治痰水在胸膈。

6. 桔梗

苦、辛，平，宣通肺气，疏风解毒，祛痰排脓<small>桔梗汤、三物白散</small>，利咽，升提。入手太阴经气分，行表达窍，开提肺中风寒，为诸药舟楫，载之上浮，能引苦泄峻下之剂至于至高之分成功。

注意事项：诸气上浮、血病火炎禁用。久咳不宜妄用，以其通阳泄气之故；阴虚不宜妄用，以其拔火上乘之故。

配伍：桔梗配甘草、诃子，名诃子甘桔汤，治久咳；配枳壳，名枳桔汤，治伤寒痞气。枳桔汤治胸中痞满不通，取其通肺利膈下气；甘桔汤通治咽喉口舌诸病，取其苦辛散寒、甘平除热，亦治肺痈咳吐脓臭痰。

配苏梗，主治一切胸闷、气逆诸症；配诃子，治失音。入凉膈散，则不峻下；入治痢药，开肺气之郁于大肠；入治嗽药，散火邪之郁于肺中。

7. 白前/嗽药

辛、甘，平，下气降痰止咳。

注意事项：气虚、虚痰禁用。

鉴别用药：前胡宣畅肺气，偏用于外感咳嗽；白前下气降痰，偏用于痰实气逆而致的咳喘。

8. 旋覆花

苦、辛、咸，温，降气，化痰，行水，止呕常配代赭石。入手太阴、阳明经气分，降心脾伏饮，去五脏寒热，除胁下气满，破膈痰如漆。诸花皆升，惟旋覆花独降。布包入煎。

注意事项：走散之药，气虚、阴虚燥咳者禁用。

配伍：旋覆花配新绛、青葱管，名旋覆花汤，治咳引胁痛。

鉴别用药：苏子降气，兼能止咳平喘；旋覆花降气，兼能消痰行水。

海浮石治痰结如硬块；旋覆花治唾痰黏如胶漆。

【附】金佛草为本品的全草，有降气化痰、散风寒的作用。

9. 川贝母/尖贝

苦、甘，平，润肺化痰止咳，开郁宁心。入手太阴经气分，开心胸郁结之气，降肺火咳逆之痰。煎服 3～10g，研细粉冲服每次 1～1.5g。

配伍：贝母配知母，名二母汤，能清润肺燥，并化痰热，主治肺阴不足，火热有余之咳嗽；配厚朴，化痰降气；配瓜蒌，开结痰；配桔梗，下气止咳。

鉴别用药：贝母寒润，主肺家燥痰；半夏温燥，主脾家湿痰。

《得配本草》：川贝降肺经之火痰，杏仁行肺经之寒痰；白附子去肺经之风痰，瓜蒌子涤肺经之结痰。肺经之虚痰，非阿胶不下；湿痰发于脾经，半夏驱之使不滞；痰气伏于脾经，旋覆推之使不停；血痰结于脾经，款冬开之使不积。湿热在脾胃而成痰者，槐角理之；实痰留于胃腑而致胀者，玄明荡之；豁痰迷于心窍，远志为功；礞石滚痰之滞，肝经独爽；肾经之虚痰，牡蛎逆之而见功；肾水泛为痰，熟地补之而奏绩；膈上之痰，兼火者青黛疗之，兼燥者花粉降之；唯大黄能下顽痰于肠胃，枳实能散积痰之黏稠。更有相火逆结之痰，解之者在僵蚕；胁下寒结之痰，豁之者需白芥；经络中之风痰，南星可祛，热则竹沥行之；惊风而生痰饮，非攻之不退，全蝎之力也；风热多致痰壅，非吐之不平，白矾之力也；狼毒开恶痰，槟榔坠痰癖，慈菇吐痰痫；川楝子决风痰之上壅，马兜铃下梅核之痰丸。诸药各有专治，诸痰别有分消，不知痰所从来，不审药所职司，动以川、半为治痰之品，一概混施，未有能济者也。

10. 浙贝母/象贝

苦，微寒，清热化痰，散结止咳。

鉴别用药：象贝强于清火化痰，开郁散结；川贝强于润肺止咳。

【附】土贝母：散结解毒，多用于外科。

11. 黄药子

苦，寒，散结消瘿，清热解毒，凉血止血。

注意事项：多服久服可引起消化道反应，并可损伤肝功能。

12. 竹茹

甘，微寒，清化热痰温胆汤，除烦止呕橘皮竹茹汤。清上焦之火，消虚热之痰。

配伍：竹茹配枳实，能清胆热，和胃止呕。

13. 竹沥

甘，寒，清热滑痰。对热咳痰稠疗效卓越。凡痰在经络、四肢、胸膈及皮裹膜外，非此不达不行。

注意事项：《本草纲目》：竹沥性寒而滑，大抵因风火燥热而有痰者宜之，若寒湿胃虚肠滑之人服之，则反伤肠胃。

配伍：竹沥配生姜汁，善治癫痫狂乱发痉。

14. 天竹黄

甘，寒，清热化痰，清心定惊。

功同竹沥，而性和缓，无寒滑之患，治大人中风不语，小儿惊痫尤宜。

15. 海藻

咸，寒，消痰软坚，利水。

16. 昆布

咸，寒，消痰软坚，利水。

配伍：海藻配昆布，可用治甲状腺肿及腺瘤、淋巴结结核、肝硬化等。

17. 瓦楞子

咸，平，生瓦楞软坚散结，消痰祛瘀；煅瓦楞制酸止痛。

注意事项：服煅瓦楞可使人大便干燥，故对于胃脘痛、吐酸水，而又大便干秘者，使用本品时，要配合生大黄、番泻叶等同用。

鉴别用药：乌贼骨通血脉，祛寒湿而治腹痛；瓦楞子软坚散结，制酸祛瘀，消痰积而治胃痛。

18. 前胡

苦、辛，微寒，降气祛痰，宣散风热。性阴而降，功专下气。肝胆经风痰，非前胡不能除。

配伍：配桔梗，治热痰咳逆。

鉴别用药：柴胡、前胡均是风药，但柴胡性升，前胡性降。

19. 瓜蒌

甘，寒，瓜蒌皮清肺化痰，利气宽胸；瓜蒌仁润肺化痰，滑肠通便；全瓜蒌兼具以上功效。

瓜蒌荡涤胸膈之邪热，消除肺经之结痰，能清上焦之火，使痰气下降，为治嗽要药。

配伍：瓜蒌配薤白、白酒，名瓜蒌薤白白酒汤，能通阳散结，行气止痛，治胸痹、胸痛、胸闷、短气；配薤白、白酒、半夏，名瓜蒌薤白半夏汤，适用于胸痹而痰浊较盛者；配枳实、厚朴、薤白、桂枝，名枳实薤白桂枝汤，适用于胸痹而气结较甚者；配赤小豆，治肠风下血；配乌梅，治咳血。

20. 胖大海

甘，寒，清宣肺气，清肠通便。

21. 海蛤壳

苦、咸，寒，清肺化稠痰，软坚散结。

配伍：海蛤粉配青黛，名黛蛤散，治痰热咳嗽，小儿百日咳，瘿瘤痰核，临床可酌情加枇杷叶、旋覆花等肃肺降气之品。

22. 礞石

甘、咸，平，下气消痰，平肝镇惊。治顽痰喘咳为其专长，为治惊利痰之圣药。

注意事项：《本草纲目》：只可用之救急，气弱脾虚者，不宜久服。

配伍：配大黄，除横结之痰；配赤石脂，治积痰久痢。

23. 海浮石

咸，寒，清肺化痰，软坚散结。色白体轻，入肺清其上源，除上焦痰热。

配伍：配牙皂，治老痰横结；配海蛤壳，治热痰；配瓜蒌，软坚化痰。

二、止咳平喘药

> 止咳平喘病复杂，寒热虚实有异差；
> 杏仁百部马兜铃，紫菀苏子矮地茶；
> 葶苈桑皮枇杷叶，白果冬花洋金花。

1. 杏仁

苦，微温，有小毒，归肺、大肠经，降气止咳平喘，润燥通便。煎服 3 ~ 10g。

注意事项： 肺虚而咳、火邪炎肺禁用。

配伍： 杏仁配桔梗，主治外感咳嗽，胸闷痰多咽痛；配厚朴，能下气定喘；配贝母、苏子，名杏仁煎，治肺虚邪气壅塞所致咳嗽；配天冬，润心肺；配陈皮，治便闭；配枳壳、苏梗，治虚损大便燥者；配紫菀，可利小便。

鉴别用药：（苦）杏仁力较急，适用壮人、实证；甜杏仁味甘，性平，力较缓，适用于老人、体虚及虚劳咳喘。

李东垣：杏仁下喘治气，桃仁疗狂治血，俱治大便秘，当分气血。

2. 百部

甘、苦，微温，润肺止咳，杀虫。本品温而不燥，润而不腻，对新久咳嗽都可采用。

现代研究提示本品对人型结核杆菌有完全抑制作用；动物实验证明本品有镇咳作用。

配伍： 百部配白前，主治感冒多日，表症不重，仍咳嗽吐痰不爽者。

鉴别用药： 李时珍：百部亦天冬之类，故皆治肺而杀虫，但天冬寒，热嗽宜之，百部温，寒嗽宜之。

3. 马兜铃

苦、微辛，寒，清肺热，降气止咳平喘。

入汤剂宜蜜炙。

鉴别用药：桔梗治咳，偏于开宣疏通，适用于感冒外邪的新得咳嗽；马兜铃治咳，偏于清降凉肺，适用于咳久而致的肺热咳嗽。

前胡宣散外感风热，祛痰降气而止咳；马兜铃清泻咳久而生的肺热，凉肺降气而止咳补肺阿胶汤。

4. 紫菀

苦、辛，微温，化痰止咳。本品辛而不燥，润而不塞，补而不滞，故无论内伤、外感所致的咳嗽，常随证加减选用。专治血痰，为血劳圣药。

现代研究显示，本品有一定的抑菌作用。

注意事项：辛散性滑，不宜多用独用。

《得配本草》：肺气结滞、郁而为热，致肺叶焦枯，久嗽不止，用紫菀散之，则肺窍通而郁热自除，若阴虚肺液干枯，服散气走液之剂，为害不浅。

配伍：配款冬、百部、乌梅，治久嗽。

5. 苏子

辛，温，下气平喘，消痰止嗽，利膈开郁。

苏叶发汗散寒，苏梗顺气安胎，苏子降气开郁。

注意事项：《本经逢原》：苏子为除喘定嗽、消痰顺气之良剂，但性主疏泄，气虚久嗽、阴虚喘逆、脾虚便溏者皆不可用。

鉴别用药：莱菔子消痰破积之力优于苏子，苏子下气开郁之力优于莱菔子；莱菔子偏用于消腹胀，苏子偏用于利胸膈；二药常合用，以治胸腹胀闷。苏子、莱菔子、白芥子，名三子养亲汤，能顺气降逆，化痰消食，治咳嗽气喘痰多诸症。

6. 矮地茶

苦，平，止咳祛痰，利水渗湿，活血祛瘀。

7. 葶苈子

苦、辛，大寒，泻肺平喘，利水消肿。肺中水气急者，非此不能除；膈中痰饮喘促，得此能疗。用于渗出性胸膜炎有效。

注意事项：虚人禁用。

配伍：配附子、黄芪，治疗肺心病、心力衰竭、水肿喘满有效；辅以大枣，名葶苈大枣泻肺汤，治痰涎壅盛、咳喘胸满；配苏子，名苏葶定喘丸，治饮停上焦，攻肺喘满不得卧，面身水肿，小便不利者；配防己，治阳水暴肿。

8. 桑白皮

甘，寒，泻肺火，降肺气，平喘 泻白散，利小便 五皮散，清金和胃而下气。

罗谦甫：桑白皮泻肺中火邪，非泻肺气也，火与元气不两立，火去则气得安矣。

注意事项：肺虚，小便利者禁用。

配伍：桑白皮配吴茱萸，名降气汤，治上气喘息，药入口即气下。

鉴别用药：地骨皮入肺经血分，降肺中伏火，兼能益肾除虚热；桑白皮入肺经气分，泻肺中实火，兼能利水消肿；两者伍用，治肺热阴虚咳喘。车前子利水，偏利水之下窍；桑白皮利水，偏利水之上源。

【附】桑叶凉血，祛风，清热；桑枝通关节，达四肢，治风湿，疗痹痛。

9. 枇杷叶

苦，平，清肺化痰止咳，和胃降逆。

本品最大特点是"下气"。

10. 白果／银杏

甘、苦、涩，平，小毒，敛肺平喘，收敛止带。

注意事项：不可过用大量，以免产生胀闷或中毒。

鉴别用药：五味子温收肺气，纳气归肾，偏用于咳嗽兼喘者；白果收肺益气，偏用于喘哮兼咳者。

【附】银杏叶，敛肺平喘止痛，用于肺虚咳喘、高血压、冠心病、心绞痛及脑血管痉挛。

11. 款冬花

辛，温，润肺下气，止咳化痰，为治嗽要药。

注意事项：阴虚火动、肺气虚咳皆禁用。

配伍：百合、款冬花等份蜜丸，名百花膏，治咳嗽痰血。

鉴别用药：百部对新久咳嗽都可随证选用；款冬花则偏用于日久咳嗽。

紫菀偏于宣肺化痰而治咳；款冬花偏于温肺化痰而治咳；二药合用，能增加治咳的作用。据现代研究报道，紫菀无显著的镇咳作用，但有明显的祛痰作用；款冬花祛痰作用并不显著，但有显著的镇咳作用。

第十四节　安神药

安神之药两下分，一偏重镇一安神；
前有朱砂龙骨齿，磁石琥珀功力深；
后有远志合欢皮，灵芝枣仁柏子仁。

一、重镇安神药

1. 朱砂

甘，寒，镇心安神，解毒。入手少阴经血分，纳浮溜之火，降心肺之热。0.3~1g，研末冲服，或入丸散，不入煎剂。

现代研究显示本品可降低大脑中枢神经兴奋性。

注意事项：内服不宜过量，也不可连续服用，避免汞中毒；肝肾功能不全者慎用。

配伍：朱砂配黄连，治心火旺盛之心神不安、惊悸不眠。

珍珠母安神主要是养心阴，降心火；朱砂安神主要是镇惊清热。

生铁落重镇心肝，坠痰下气，偏治癫狂善怒；朱砂镇心降火，偏治心经邪热，神昏谵妄。

2. 龙骨

甘、涩，微寒，生龙骨平肝潜阳，镇静安神；煅龙骨固涩收敛。收浮越之正气，涩有形之精液。

煅龙骨可用于治遗精、遗尿、带下、崩漏、久痢、虚汗等。

止泻痢莫若龙骨，摄游魂不如龙齿。

配伍：生龙骨配生牡蛎，能滋阴潜阳，镇惊安神，收敛正气，治阴虚阳亢之眩晕、心悸、惊狂等。

3. 磁石

辛、咸，寒，补肾纳气，镇肝潜阳，聪耳明目，定志安神。磁石色黑属水，入足少阴经，能引肺金之气以入肾；得冲和之气，能入肾镇阴，使阴气龙火不得上升，坠炎上之火以定志。

诸石有毒，不宜久用，独磁石性禀冲和，常服亦可。

磁石能吸铁者称为灵磁石，其效果较好。

注意事项：本品是一种含铁矿石，使用时最好配合神曲、鸡内金等助消化。

配伍：配朱砂、神曲，名磁朱丸，治心肾不交致心悸失眠、耳鸣耳聋、视物昏花，亦可治癫痫；配人参，治阳事不起；配熟地、山茱萸，治耳聋。

鉴别用药：生赭石偏入心肝，镇厥阴心包之气，除血脉中之热，降逆，兼能镇降肝阳；磁石偏入肝肾，镇纳少阴上浮之火，使心肾相交而定志安神。

黑铅纳肾气，镇降肾气之上逆；磁石纳肾气，引肺气下降，纳气以归肾。

4. 琥珀

甘，平，定惊安神，利尿通淋，活血散瘀。

1.5～3g 研末冲服，不入煎剂。

注意事项：肾虚小便不利者禁用。

二、养心安神药

1. 远志

辛、苦，微温，安神益智，祛痰开窍。能通肾气，上达于心。得茯苓、龙骨良。

本品能使支气管分泌物减少。

注意事项：《得配本草》：远志一味，今皆以为补心安神之剂，其实消散心肾之气，心肾一虚，鼓动龙雷之火而莫有底止，虚怯者实所禁用。

配伍：配川贝、茯神，除痰郁，开心窍；配酸枣仁，能安神益智，治心肝不足之失眠、心悸、健忘、多梦；配石菖蒲，能安神祛痰开窍，治痰壅心窍之神志躁乱、昏迷、睡卧不宁、健忘惊惕；配石菖蒲、益智仁，名镇心省睡益智方。

2. 合欢皮

甘，平，安神解郁，活血消肿。

《本草求真》：合欢皮气缓力微，用之非止钱许可以奏效，故必重用久服，方有补益怡悦心志之效。

3. 灵芝

甘，平，补气安神，止咳平喘。

4. 酸枣仁

甘，平，养肝，宁心，安神，敛汗。

古人有生用导虚热，疗胆热好眠，神昏躁倦；熟用收敛津液，疗胆虚不眠，烦渴虚寒之证的记载。

鉴别用药：黄连治心火亢盛，心中烦热不得眠；酸枣仁治肝胆不足，虚烦神怯不得眠。

现代药理研究证明，生/熟酸枣仁能抑制中枢神经系统，有镇静催眠作用，炒枯则失去镇静效能。

5. 柏子仁

甘，平，养心安神，润燥通便。

鉴别用药：合欢花治肝郁失眠；夜交藤治阴阳不交失眠；柏子仁治心虚失眠。

郁李仁偏治幽门气结便秘；柏子仁偏治血虚肠燥便秘。

6. 夜交藤/首乌藤

甘，平，养心安神，通经络，除痹痛。有阴阳交合之象。煎汤外洗可治皮肤疮疹作痒。

第十五节 平肝息风药

一、平抑肝阳药

平肝息风肝阳平，牡蛎赭石石决明；
珍珠贝齿罗布麻，带刺蒺藜功修成。

1. 牡蛎

咸，寒，生用平肝潜阳，清热解毒，软坚化痰散结贝母为使，配玄参名消瘰丸，常参合夏枯草；煅用敛汗配黄芪、麻黄根，名牡蛎散、缩小便、止带下常配煅龙骨。用量 15～30g，煅后偏用少量。

鉴别用药：海蛤壳咸而化痰，偏用于治咳嗽，治痰黏稠不易咯出者；牡蛎咸而化痰，偏用于软坚散结，治瘰疬，痰核，散癥瘕。

2. 代赭石

苦，寒，平肝潜阳，降逆，止血。《医学衷中参西录》：治吐衄之证，当以降胃为主；而降胃之药，实以赭石为最效。

3. 石决明

咸，寒，平肝潜阳，清肝明目。能生至阴之水，以制阳光；清肝肺之风热，以疗内障。

4. 珍珠母

咸，寒，降心火，清肝热，潜肝阳，安心神。

鉴别用药：珍珠母偏用于心肝阴虚，心经有热的失眠；远志偏用于心肾不交，痰阻心窍的失眠；夜交藤偏用于肝肾不足，阴阳失调的失眠；酸枣仁偏用于肝胆血虚的失眠；

柏子仁偏用于心血不足的失眠。

珍珠母潜阳偏降心火，石决明潜阳偏降肝火；心经神志病常用珍珠母，肝经阳亢病常用石决明；两者伍用，平肝潜阳，镇心安神之功更著。

5. 白蒺藜/刺蒺藜

辛、苦，平，疏肝郁，散肝风，明目，止痒。

鉴别用药：潼蒺藜/沙苑蒺藜偏于平补肝肾；白蒺藜偏于通散肝郁。钩藤清肝而息风；白蒺藜散肝郁而息风。

二、息风止痉药

> 牛黄息风且止痉，天麻地龙和钩藤；
>
> 全蝎蜈蚣羚羊角，僵蚕入药显神灵。

1. 牛黄

苦，凉，清热解毒，息风止痉，化痰开窍，主入心、肝经。每次 0.2~0.5g，入丸散剂。

2. 天麻

甘，平，息风，止痉，平肝。入足厥阴经气分，止风虚眩晕，通血脉九窍。为风药中润剂，偏治内风。

配伍：天麻配半夏，善治风痰眩晕、头痛；配钩藤，善息风止痉；配川芎，能祛风止痛，治头晕头痛项强，现治血管神经性头痛、脑供血不足等。

鉴别用药：蔓荆子散上部风热，偏治外感实邪的头痛，内伤虚性头痛慎用；天麻偏治头痛眩晕属于内风挟痰者，外风头痛少用。

3. 地龙

咸，寒，清热利水，通经络，息风，平喘。能引诸药直达病所。

据现代研究，本品有扩张支气管和抗组胺的作用。

4. 钩藤

甘，微寒，清心热，息肝风，定惊痫，止抽搐。

过煎无力。

鉴别用药：白僵蚕祛风偏治惊痫、中风，兼化痰散结；钩藤息风偏止眩晕、抽搐，兼清肝心热邪。

5. 全蝎

辛，平，有毒，息风，止痉，通络，止痛，解毒，散结。一切风木致病，耳聋掉眩，痰疟惊痫，无乎不疗，且引风药达病所，以扫其根，入降药暖肾气，以止其痛。尾力尤紧。煎服 2~5g，研末吞服每次 0.6~1g。

注意事项：类中风、慢脾惊风皆禁用。

配伍：全蝎配防风，可增强息风止痉定搐作用；配白僵蚕、白附子，名牵正散，治风痰阻络诸症。

6. 蜈蚣

辛，温，有毒，息风，止痉，通络，止痛，解毒，散结。能截暴风，消除瘀血。煎服 1~3g，研末吞服，每次 0.6~1g。

鉴别用药：蜈蚣息风、止痉、止痛作用比全蝎好；全蝎治舌僵、言语不利、震颤的作用比蜈蚣强；蜈蚣祛风镇痉，对角弓反张、痉挛强直疗效好；全蝎息风镇痉，对于频频抽动，手足震颤，头部摇动效果好；两者配伍，名止痉散，治手足抽搐，角弓反张，且止痛效佳。

7. 羚羊角

咸，寒，平肝息风，清热解毒，凉肝明目。每次 1~3g，入煎宜另煎汁冲服，或研为细粉使用，每次 0.3~0.5g。

注意事项：无大热者禁用。

配伍：配钩藤，息肝风。

鉴别用药：犀角凉血解毒胜于羚羊角，偏用于心热神昏，血热发斑；羚羊角凉肝息风胜于犀角，偏用于平肝息风，凉肝明目。

8. 白僵蚕

咸、辛，平，息风止痉，通络止痛，祛风清热，消痰解毒散结。

白僵蚕气味俱薄，轻浮而升，僵而不腐，得清化之气为最。

第十六节 开窍药

开窍药物俱香辛，麝香醒神救神昏；
樟脑冰片苏合香，菖蒲蟾酥奏佳音。

1. 麝香

辛，温，开心窍，通经络，活血散结，止痛，催产。

通行十二经上下，内透骨髓，外彻皮毛，善开关利窍，为芳香走窜之品，搜至阴之积热，疗一切癥瘕疮痈。用量 0.06~0.1g，入丸散，不宜入煎剂，特殊需要时才随汤药吞服。

注意事项：本品芳香走窜，用之不当或太过，可耗散人体正气。孕妇禁佩。风在肌肉者，用之反引邪入骨，阴盛阳虚，有升无降者皆禁用。

配伍：配肉桂，名香桂散，有催生下胎作用，主治胎死腹中，胎衣不下及产后腹痛；龙脑香配天南星，名开关散，搽齿二三十遍，能开通牙关，豁痰通窍。

2. 冰片

辛、苦，微寒，开窍醒神，清热止痛。0.03~0.1g，入丸散，不宜入煎剂。

3. 苏合香

辛，温，开窍辟秽，止痛。芳香开窍弱于麝香。0.3～1g，入丸散，不宜入煎剂。

4. 石菖蒲

辛，温，开通心窍，宣气除痰，化湿，聪耳目，发声音。气闭于胸膈之间而胸闷胀痛等，用菖蒲开通，甚效。在使用地黄、玉竹、麦冬、山药等药时，佐用菖蒲，可使其宣导而不生滞。若单用、多用，亦耗气血而为殃。

注意事项： 心喜散而恶塞，亦喜敛而畏散，石菖蒲实心脏所大忌也，苟非确见心气之结，不宜轻用，用亦不过为诸药之使，五六分而止。

配伍： 菖蒲配郁金，能辟秽开窍，治痰热蒙闭心窍诸症。

鉴别用药： 远志交通心肾而补心益肾，偏用于惊悸、善忘、失眠、失神；菖蒲开窍，宣气，除痰而益心胃，偏用于痰气逆心神昏、耳聋、失语；两者伍用，能通心窍，交心肾，益智慧，治心肾不交，痰迷心窍诸症。

第十七节　补虚药

一、补气药

补气黄芪人党参，山药洋参太子参；

扁豆白术和甘草，饴糖蜜枣配诸君。

1. 黄芪

甘，微温，助卫气，固皮表，补中气，升清气，托疮毒，利小便_{配防己，行皮水}。

黄芪生用偏于走表，无汗能发，有汗能止，托里排脓，敛疮收口；炙用重在走里，能补中益气，升提中焦清气，补气生血，利尿。

黄芪单味浓煎，对肾炎水肿有效，并对消除蛋白尿亦有一定帮助。本品辨证伍用，对心源性水肿也有效。

注意事项：本品补气升阳，易于助火，又能止汗，故凡表实邪盛、气滞湿阻、食积内停、阴虚阳亢、痈疽初起或溃后热毒尚盛等证，均不宜用。

配伍：配防风，治体虚感冒。配防风、白术，名玉屏风散，治表虚卫阳不固诸症；玉屏风散加牡蛎，名白术散。配人参，治病后体弱、脾气亏虚、气短乏力；配白术，治中气虚弱、食少便溏或泄泻；配当归，名当归补血汤，治气虚血亏；配赤芍、防风，名黄芪赤风汤，益气活血，治瘫腿，诸疮诸病，或因病虚弱；配附子，治气虚阳衰；配知母、柴胡、升麻、桔梗，名升陷汤，治大气下陷，胸中气短；配益母草，专治慢性肾炎，无论有无水肿均有效。裘笑梅：黄芪配党参、白及，治妊娠胎盘早剥。

鉴别用药：五脏之气，补宜人参；肌表之气，补宜黄芪。人参甘平，阳兼有阴，黄芪秉性纯阳，而阴气绝少；盖人参宜于中虚，而泄泻、痞满、倦怠可除，黄芪更宜于表虚，而自汗、溃疡不起可治。

2. 人参

甘、微苦，生者性平，熟则性温，补五脏，安精神，健脾补肺，益气生津，大补人体元气_{补元恐助火，加天冬制之}。通行十二经，能回阳气于垂绝，却虚邪于俄顷，阴血崩溃者，能彰之于已决裂之后。

注意事项：肺热、精涸火炎、血热妄行者禁用。人参畏五灵脂，但古方用之疗月闭。如服人参后腹胀太甚者，可用莱菔子或山楂解之。服人参不能喝茶和吃萝卜，以免影响药力。

配伍：人参配升麻，补上焦，泻肺火；配茯苓，补下焦，泻肾火；配麦冬、五味子，名生脉散，益气泻火、养阴敛汗而生脉，为热伤气阴之通方；配炙黄芪、甘草，甘温退大热；配黄芪、炙草、肉桂，名保元汤，治虚损劳怯，元气不足，病不易复，以及补托痘疮倒陷、疮疡转阴等；配蛤蚧，名参蛤散，治肺肾两虚之喘；配磁石，治喘咳；配苏木，治血瘀发喘；配天花粉，名玉壶丸，治内热消渴；入消导药，运行益健；入大寒药，扶胃使不减食。

体虚之人，必用人参三五分，入表药中，少助元气以为驱邪之主，使邪气得药一涌而出，全非补养衰弱之意也。

鉴别用药：红人参补气之中带有刚健温燥之性，能振奋阳气，适于急救回阳配附子；生晒参性较和平，不温不燥，既能补气又可养津，适用于扶正祛邪；白人参性最平和，但效力也相对较小，适用于健脾益肺；野山参大补元气，无温燥之性，补气之中兼能滋养阴津。

在一般情况下，常用党参代替人参；但在抢救急症及治疗重病时，以用人参为宜。

人参补气，羊肉补形。

太子参益气健脾，但补力小，适用于气血不足，病后虚弱，津乏口干等症。

【附】人参芦，能涌吐痰涎，体虚人用之，以代瓜蒂。

3. 党参

甘，平，补气健脾，生津养血。

《本草正义》：力能补脾养胃，润肺生津，健运中气，本与人参不甚相远，其尤为可贵者，则健脾运而不燥，滋胃阴而不湿，润肺而不犯寒凉，养血而不偏滋腻，鼓舞清阳，振动中气，而无刚燥之弊。

鉴别用药：黄芪能升补脾气，又能益肺健脾燥湿；党参脾肺俱补，但燥湿之力不如黄芪。

黄精补气，能润心肺，填精髓，药性平和，起效缓慢，久服方能见效；党参补气，其效迅速。

4. 山药

甘，平，益气养阴，补脾胃，益肺气，强肾固精，治带下。气味轻缓，难胜专任。

补脾胃，益肺气，治带下用炒山药；强肾生精，治消渴用生山药。

注意事项：用山药时，有时可产生腹中胀闷、食欲不振等副作用，可配用陈皮。

配伍：配白扁豆，治脾虚腹泻；配菟丝子，止遗泄；配人参，补肺气；配羊肉，补脾阴；配熟地，固肾水；配薏苡仁，治泄泻。

鉴别用药：白术燥湿健脾，益气生血之力大于山药；山药补肾强精之力大于白术。

炒苡米、炒山药均能健脾止泻，但苡米偏于利湿以燥脾，山药偏于补脾肾而固涩。

焦树德：对于阴虚火旺而导致脾虚泄泻者，如用白术、苡米之类治疗，易致肾阴受损，临床最好用山药配莲子、芡实以实脾，则补脾而不妨于肾。

5. 西洋参

苦、微甘，寒，补气养阴，清火生津。3～6g，另煎。
《医学衷中参西录》：西洋参性凉而补，凡欲用人参而不受人参之温者，皆可以此代之。

配伍：秦伯未：配沉香，名洋参沉香汤，治气阴不足之呃逆、干呕、咽中气结等症，对因怒、因郁而病者尤效。

6. 太子参

甘、微苦，平，补气生津。

7. 白扁豆

甘，微温，健脾养胃，消暑除湿。本品补脾不腻，化湿不燥，脾胃虚弱或大病后，初用补剂时，先用扁豆，最为合适，能调养正气而无饱闷之弊。

配伍：扁豆、甘草、粳米与沙参、麦冬、石斛为伍，益脾气以助升运，润胃阴而使顺降，为叶天士所擅长。

鉴别用药：扁豆花解散暑邪之力大于扁豆，扁豆健脾祛湿之力大于扁豆花；扁豆衣清暑热，利暑湿之力优于扁豆，但健脾扶正之力则大不如扁豆。

绿豆性寒，能消心胃之暑，兼能利湿，解毒；扁豆性微温，能消脾胃之暑，并能健脾扶正。荷叶升清气而消暑，扁豆降湿浊而消暑。

8. 白术

甘，苦，温，健脾燥湿，利水止汗，和中安胎。

注意事项：胸腹嘈杂_{恐助脾胃之火}、肝肾动气_{恐伤阴气}、怒气伤肝_{能引肝邪入脾}、脾阴不足_{能耗液}、溃疡气闭_{脓生而多痛}、奔豚_{能增气}、哮喘多闭气、烦渴_{性燥}、痘已成脓_{性燥}，九者禁用。痈疽得之反多脓，奔豚遇之反增气，上焦燥热，气多壅塞者不可用。

配伍：白术配枳实，治痞，健脾进食；配黄芩，能安胎；配泽泻，能利水，治痰饮所致眩晕、泄泻，并可减肥；配附子，名术附汤，温脾肾、除湿痹；配莲子，止泻痢；配茯苓，利水道。

枳术丸加减：枳实用量大于白术，作汤，名枳术汤，治水饮，心下坚大如盘，边如旋杯；加半夏，名半夏枳术丸，兼治痰；加陈皮、半夏，名橘半枳术丸，健脾消痞化痰；加陈皮，名橘皮枳术丸，兼行气；加木香，名木香枳术丸，兼治肝木克土；加木香、砂仁，名香砂枳术丸，兼破滞气；加神曲、麦芽，名曲麦枳术丸，治内伤饮食，或泄泻。

鉴别用药：生白术适用于益气生血，燥湿利水；炒白术适用于健脾燥湿；焦白术适用于助消化、开胃口；土炒白术适用于健脾胃而止泄泻。

白术专补脾阳，山药补脾之阴，甘草缓脾中之气。苍术/茅术、白术均能健脾燥湿，但苍术芳香苦温，其性燥烈，兼能升阳散郁，燥湿、升散之力优于白术，而健脾、补气之力则不如白术。

党参、人参补气，偏于补脾肺元气，适用于补虚救急；白术补气，偏于健脾，补中焦以生气，适用于生气血以治虚。

【附】《千金方》：有人病牙齿长出口，艰于饮食者，名髓溢，单用白术愈。

9. 甘草

甘，平，补脾润肺，清热解毒，缓急止痛，调和药性。

生用气平，补脾胃不足而泻心火；炙用气温，补三焦元气而散表寒。泻火生用，补中炙用。

用甘草益气补中、泻火解毒，必须重用，方能建效。

注意事项：中满勿加，恐其作胀；欲速下勿入，恐其缓功；恶心恶甘，呕吐亦忌。甘草有强心作用，与肾上腺素相类似，长期大量服用可引起水肿、高血压。

配伍：甘草配茯苓，则不资满，而反泄满；配茯苓，泄胀；配桔梗，清咽喉；配大豆汁或绿豆，解百药毒，奇验；配陈皮，和气。

10. 饴糖

甘，温，补脾益气，缓急止痛，润肺止咳。

注意事项：饴糖助湿生热，令人中满，湿热内蕴、中满吐逆、痰热咳嗽、小儿疳积等不宜服用。

11. 蜂蜜

甘，平，补中缓急，润肺止咳，滑肠通便，解乌头、附子之毒。

蜂蜜生则性凉清热，熟用则性温补中。

鉴别用药：饴糖、蜂蜜、大枣均味甘补中，但饴糖性微温主入脾，能缓急止腹痛，滋润滑肠之力不如蜂蜜；蜂蜜兼能润肺，治疗肺燥咳嗽；大枣甘温补中，专补脾胃，无润肠通便之力。

【附】蜂房清热软坚散结，祛风，解肠胃之毒。

12. 大枣

甘，温，补脾和胃，养血安神，缓和药性。

注意事项：多服生虫，壅脾作胀。

配伍：《药品化义》：大枣之甘，与生姜之辛，二味配合，辛甘发散为阳也，故发表疏散剂中必用之，可调营卫、和气血，两者配用于补益剂中，能调补脾胃，增加食欲，促进药力吸收，提高滋补效能。配小麦、炙甘草，治脏躁，无故悲泣。

鉴别用药：龙眼肉、大枣都能益脾，但龙眼肉偏于养心补血，治心虚；大枣偏于补脾和胃，治脾虚。

【附】大枣的核，炒焦，泡水代茶饮，能使人安睡。

中医方药笔记

二、补阳药

> 补阳续断与杜仲，冬虫夏草加鹿茸；
> 巴戟沙苑菟丝子，淫羊藿与肉苁蓉；
> 益智仁与补骨脂，蛤蚧核桃胎盘功。

1. 续断

苦、辛，微温，补肝肾，续筋骨，通血脉，利关节，安胎。

《是斋方》：平胃散一两，续断二钱半，每服二钱，米饭下，治时痢亦验。

2. 杜仲

甘，温，补肝肾，强筋骨，益腰膝，安胎。除阴下之湿，合筋骨之离，补肝气而利于用，助肾气而胎自安。杜仲为补肝肾、强筋骨之要药。

注意事项：内热、精血燥者禁用。习惯性堕胎者，受孕一两月，用杜仲、续断、山药，制成糊丸，能托住胎元，则胎不堕。又曰：杜仲其气不上升反而下降也，若气陷不升，血随气脱，而胎不固者，用此则气益陷不升，其血必致愈脱。

配伍：配滋补药，益筋骨之血气；配祛邪药，除筋骨之风寒；配续断，名益寿膏，伤科常用。

鉴别用药：桑寄生祛风湿，益血脉，适用于肾经血虚，风湿乘袭所致的腰痛，杜仲气温燥湿，适用于肾经气虚，寒湿交侵所致的腰痛；桑寄生益肝肾血脉，补筋骨而使胎牢固，杜仲补肝肾之气，肝肾气足而胎自安。

3. 冬虫夏草

甘，温，益肾补肺，止血化瘀。

4. 鹿茸

甘、咸，温，补肾阳，益精血，强筋骨。入足少阴经血分，通督脉之气舍，达奇经之阳道。1~3g，研末服。

注意事项：服用本品宜从小量开始，缓慢增加，不宜骤用大量，以免阳升风动，头晕目赤，或伤阴动血。

配伍：配菟丝子、茴香，名麋茸丸，治肾虚腰痛。

鉴别用药：鹿茸补阳之力大于鹿角；鹿角补肝肾作用稍缓弱，但活血散瘀消肿毒的作用却大于鹿茸。鹿角胶补力缓慢，久服方效，兼止血，多用于崩漏带下，虚性出血及阴疽。鹿角活血消肿之力大于鹿角胶；鹿角胶滋补止血之力大于鹿角。鹿角霜为鹿角熬胶后的残渣，温补之力小于鹿角和鹿角胶，可用于脾胃虚寒，食少便溏等症。

龟板胶偏于滋阴；鹿角胶补阴之中兼能补阳。

5. 巴戟天

辛、甘，微温，补肾阳，兼祛风湿。

注意事项：火旺泄精、阴水虚乏、小便不利、口干舌燥禁用。

鉴别用药：淫羊藿补肾阳，偏入肾经气分，并有燥性；巴戟天补肾阳，偏入肾经血分，且无燥性。

6. 沙苑子/沙苑蒺藜/潼蒺藜

甘，温，补肾固精，养肝明目。

鉴别用药：白蒺藜/刺蒺藜用于散郁调肝，潼蒺藜用于补肾益精。

菟丝子温而不燥，偏于生精强肾，可治久无子女；沙苑子温助肾阳，偏治遗精阳痿，兼能明目。

7. 菟丝子

辛、甘，温，补肝肾，益精血，强腰膝，固精缩尿止泻。温而不燥，不助相火，为平补之药。

配伍：配玄参，补肾阴而不燥；配熟地，补营气而不热；配肉蔻，进饮食；配益智仁，暖卫气。

8. 淫羊藿/仙灵脾

辛、甘，温，壮肾阳，兼强筋骨，祛风湿。山药为使，得酒良。本品峻补肾阳，兴奋性机能而治疗阳痿。

鉴别用药：枸杞子补肾益精，偏用于肾精虚者；淫羊藿补肾助阳，偏用于肾阳虚者。

仙茅补肾阳并能助脾胃运化，增进食欲；淫羊藿补肾阳并能祛风湿，强筋骨，治四肢风冷不仁；两者配伍使用，治命门火衰诸症。

9. 肉苁蓉

甘、咸，温，补肾阳，兼润肠。本品补阳不燥，药力和缓，有从容之号，入药少则不效，故用量宜大。

鉴别用药：火麻仁通便由于滋脾润肠；肉苁蓉通便由于滋肾润燥。

10. 益智仁

辛，温，温脾肾，燥脾湿，摄唾固精缩尿。

配伍：配伍山药、乌药，名缩泉丸，治脾肾阳虚之遗尿、小便频数或余沥不尽；配山药，补脾胃。

鉴别用药：覆盆子补肾缩尿作用大于益智仁，益智仁燥脾摄唾作用大于覆盆子；覆盆子涩性大，益智仁燥性大。

11. 补骨脂/破故纸

苦、辛，大温，壮肾阳，固精缩尿，温脾止泻。暖肾脏以壮元阳，补相火以通君火。

配伍：配小茴香，名破故纸丸，治肾阳虚小便频数、遗精阳痿。

鉴别用药：肉豆蔻偏于助脾阳，燥脾湿而涩肠止泻；补骨脂偏于补肾缓脾而固阳止泄；两者伍用，名二神丸，治脾肾虚寒，五更泄泻。

12. 蛤蚧

咸，平，补肺气，助肾阳，定喘嗽，益精血。

李时珍：补肺止渴，功同人参参蛤散，用于纳气，益气扶羸，功同羊肉。

药力在尾，其毒在眼。口含少许，奔走不喘息者为真。3～7g，水煎服，研末服用每次1～2g。

注意事项： 阴虚火动、风邪喘嗽者禁用。

13. 胡桃肉

甘，温，补肾，温肺，润肠。定喘止咳宜连皮用，润肠通便宜去皮用。

配伍： 配人参、生姜，名人参胡桃汤，治肺肾两虚之咳喘。

胡桃肉属木，补骨脂属火，两者配伍，有木火相生之妙；两者联合杜仲，名青娥丸，能补肾强筋骨，治肾虚腰脚疼痛。

14. 紫河车/胎盘

甘、咸，温，大补气血，补精。本品有肉腥味，常在丸药中使用，或焙干研粉，装入胶囊吞服，不入汤药，每次1.5～3g。

脐带有补肾纳气敛汗功能。

鉴别用药： 鹿茸补肾督阳气，生精益髓；紫河车补肝肾阳气，益血助气。

15. 仙茅

辛，热，小毒，温肾壮阳，兼暖胃，祛寒湿。

16. 阳起石

咸，微温，温肾壮阳。3～6g，入丸散。用于男子阳虚而致阳痿、阴部冷汗，女子子宫寒冷、腹痛、久不受孕等症。温性稍逊于硫黄。

配伍：阳起石配鹿茸，能温肾壮阳，治虚寒之极，崩中不止，宫冷不育，阳痿等症。

17. 硫黄

酸，热，有毒，内服大补肾阳，疏利大肠半硫丸，能通阳泄浊，外用杀虫止痒。大热纯阳，号为火精，硫黄极热，为补虚助阳圣药，补命门桂附不如也，兼通寒闭不解。热药多秘，惟硫黄暖而能通；寒药多泄，惟黄连肥肠而止泻。内服每次 1~3g，入丸散。

18. 胡芦巴

苦，温，温补肾阳，散寒除湿。常用于治疝气寒痛。

19. 锁阳

甘，温，补肾助阳，润肠通便。效用与肉苁蓉相近，可代替肉苁蓉。

三、补血药

> 补血诸药治血虚，当归首乌与熟地；
> 白芍阿胶龙眼肉，补血具有补阴力。

1. 当归

辛、甘，温，补血，活血，止痛，润肠，调月经。能使血各归其所，故名当归；既不虑其过散，复不虑其过缓，得其温中之润，阴中之阳，号为血中气药。

注意事项：大便滑泄、自汗辛散气、肝火盛性温、吐血初止动血、脾虚不食恐其散气润肠皆禁用。其气辛而动，欲其静者当避之；其性滑而行，大便溏者当避之。

当归为行气动血之药，多服久服，则血气消耗，筋力渐弛，犹渐成虚弱者。

配伍：当归配黄芪（1∶5），名当归补血汤，治气血两虚诸症及血虚发热，症似白虎，脉来洪大而虚，重按则微；配川芎，名佛手散，治月经不调，妊娠保胎；配川芎、益母草，名妇珍片，治妇科血分诸症，不论血虚、血瘀均有效；配狗肉，治胃脘痛、胃下垂、贫血等症；配生姜、羊肉，名当归生姜羊肉汤，治产后血虚腹痛，精不足者，补之以味，此方是也；配白芍，养营；配人参、黄芪，补阴中之阳；配红花，治月经逆行。

鉴别用药：李东垣：当归头则止血而上行，身养血而中守，尾破血而下流，全活血而不走。

酒当归偏于行血活血；土炒当归可用于血虚而又兼大便溏软者；当归炭用于止血。

白芍补血偏于养阴，其性静而主守，血虚生热者用之；当归补血偏于温阳，其性动而主走，血虚有寒者用之。

2. 何首乌

苦、涩、微温，养血益精，平补肝肾，乌须发，兼能润肠，消瘰疬，治疟疾。令人有子，为滋补良药。

鉴别用药：急需滋补时，用熟地为宜；长服慢补时，用制首乌为好。

生首乌适用于消瘰疬，解疮毒，通便结；制首乌适用于补肝肾，强筋骨，养血，固精。

黄精也补而不腻，但偏于补中益气，润养肺胃阴津。

【附】首乌藤/夜交藤水煎内服治失眠，祛风湿，舒经络，除痹痛；煎水外洗，有解毒和血祛风的作用。

3. 熟地黄

甘，微温，补血生精，滋肾养肝。

配伍：配砂仁，纳气归阴；配玄参，消阴火；配牡蛎，消阴火之痰；配当归、炙草，名贞元饮，滋补肝肾，治肝肾亏损，气短似喘，呼吸急促，势剧垂危，亦治血虚气喘。

鉴别用药：生地凉血，而胃气弱者恐妨食；熟地补血，而痰饮多者恐泥膈。熟地久服时，宜用砂仁拌，以免腻膈。王硕：男子多阴虚，宜熟地黄；女子多血热，宜生地黄。诸经之阳气大虚，非人参不可，诸经之阴血大虚，非熟地不可。熟地配伍生地，治血虚或阴虚有热者。

阳性速，故人参少用亦可成功；阴性缓，熟地非多用常用难以奏效。

阿胶补血兼能止血，熟地补血兼能填精髓；阿胶滋养肝肾兼能养肺阴，熟地滋养肝肾兼能养心血。

桑椹补肝肾，其性偏凉，滋阴补血之力远不如熟地。

当归补血其性动，熟地补血其性静；当归生新血而补血，熟地滋阴精而养血。

何首乌补肝肾，但补血之力不如熟地，但乌须发之力强之。

4. 白芍

酸、苦，微寒，养血敛阴，缓急止痛，柔肝安脾，平抑肝阳。泻木中之火、土中之木。白芍功专入肝经血分敛气。白芍能止木旺乘土的泄泻、痢疾、腹痛，以及因阴虚血亏而肝阳偏旺所引起的胸胁脘腹疼痛、四肢拘挛疼痛、月经不调等。

配伍：白芍同白术调和肝脾，同参芪补气，同归地补血，同川芎泻肝，同甘草止筋脉挛急疼痛、治各种内脏疼痛，同黄连、黄芩止泻痢，同防风发痘疹，同姜枣温经散湿，同枳实 枳实芍药散 活血止痛，同干姜，治年久赤白带下。

白芍配柴胡，疏肝气、调肝脾；配人参，补脾而益肺气；配当归，养血和营；配地黄，滋养肝肾；配牛膝，缓肝降逆，平抑肝阳；配丹皮、栀子，凉肝泻火。

鉴别用药：养阴、补血、柔肝用生白芍；实脾止泻用土炒白芍。朱丹溪：芍药泻脾火，性味酸寒，冬月必以酒炒，凡腹痛多是血脉凝涩，亦必酒炒用，然能治血虚腹痛，余并不治，为其酸寒收敛，无温散之功也；下痢腹痛必炒用，后重者不炒；产后不可用者，以其酸寒伐生发之气也，必不得已，亦酒炒可减低其寒性用之。

赤芍偏于行血散瘀，白芍偏于养血益阴；赤芍泻肝火，白芍养肝阴；白补而收，赤散而泻；白益脾，能于土中泻木，赤散邪，能行血中之滞。熟地甘温，补血以入肾生精为主；白芍酸寒，补血以入肝养阴为主。

5. 阿胶

甘，平，补血，滋阴，滋肺，止血。壮生水之源，补坎中之液，一切血虚致疾，服无不效。入肝补血，通润心肺与肾。滋阴、补血多生用烊化服；用于润肺化痰时，可用海蛤粉炒；用于止血时，可用蒲黄炒。

注意事项：肺气下陷、食积呕吐、脾胃虚弱者皆禁用。

配伍：阿胶配伍艾叶，能止血安胎，治妊娠下血、习惯性流产及先兆流产。

鉴别用药：熟地偏于补肾阴，填精髓而补血；阿胶偏于润肺养肝，兼能止血。

6. 龙眼肉

甘，温，补心脾，益气血。

四、补阴药

补阴天冬麦门冬，玉竹石斛加黄精；

百合二沙参芝麻，龟甲鳖甲和女贞；

旱莲桑椹枸杞子，多与肝肾肺经通。

1. 天冬

甘、苦，大寒，归肺、肾经，滋阴清热。上达肺气，清金降火，益水之上源；下通少阴，滋肾润燥。

注意事项：脾胃虚寒者禁用。

鉴别用药：麦冬入肺经，以养肺阴；天冬兼入肾经以润肾燥，麦冬清心降火，天冬滋肾助元，其保肺阴则一也，二药相合，为二冬膏，有金水相生之妙用，滋养肺肾，治肺肾阴虚、老嗽咳血。

2. 麦冬

甘、微苦，寒，归肺、心、胃经，滋阴润肺利咽，养阴清心，生津益胃。生上焦之津液，清胸膈之渴烦。

注意事项：气虚胃寒者禁用。

配伍：配桔梗，清金气之郁。

鉴别用药：川贝、麦冬皆常用于润肺止咳，川贝偏于散肺郁而化痰，兼能开心郁而清热；麦冬偏于滋肺阴而清热，兼能养胃阴而止渴。

李东垣：人参甘寒，泻火热而益元气；麦冬苦寒，滋燥金而清水源；五味酸温，泻小肠火而补大肠，益五脏之气。

3. 玉竹

甘，平，平补肺胃，益阴润燥。

玉竹温润甘平，中和之品，性缓力微，若蜜制为丸，服之数斤，自有殊功。

鉴别用药：天冬滋阴偏在肺肾，且性寒滞胃；玉竹养阴偏在肺胃，性平而不害胃，虽养胃阴但不妨脾阳。

4. 石斛

甘、淡，凉，归胃、肾经，滋阴清热生津。清肾中浮火而摄元气，除胃中虚热而止烦渴，清中有补，补中有清，但力薄，必须配合生地奏功。6~15g，入汤剂宜先煎。

5. 黄精

甘，平，补脾气，养胃阴，润心肺。此药味甘如饴，性平质润，为补养脾阴之正品；性质平和，适于久服、病后调养之用。黄精可代参芪，玉竹可代参地。

注意事项： 阴盛者，服之致泄泻痞满，气滞者禁用。

配伍： 配枸杞子，补精气。

6. 百合

甘，平，敛阴润肺，清心安神。

朱二允：久嗽之人，肺气必虚，虚则宜敛，百合之甘敛，胜于五味之酸收。

配伍： 百合配乌药，名百合汤，可用于久久难愈的胃痛；配生地，名百合地黄汤，治热病后期，余热未清，精神恍惚；配款冬花、蜂蜜，名百花膏，能润肺止咳，治久咳不已或痰中带血；配麦冬，主治阴火上炎，热灼肺阴诸症；配川贝，降肺气。

鉴别用药： 百部温肺化痰而治嗽，并可杀虫；百合甘敛润肺而治嗽，并可宁心。

7. 沙参

甘、苦，微寒，养阴清热，润肺胃之阴常配麦冬。性缓力微。

注意事项： 肺气寒、虚气上浮者不宜使用。

配伍： 北沙参配玄参，止干咳。

鉴别用药： 南沙参体较轻，质松，性味苦寒，清肺火而益肺阴，兼有风热感冒而肺燥热者，可使用。北沙参体重质坚，性味甘凉，入手太阴经，补阴以制阳，清金以滋水，主用于养阴清肺，生津益胃。

党参甘温，补肺胃之气；沙参甘凉，补肺胃之阴。

人参补阳而生阴，沙参补阴而制阳。

8. 黑芝麻

甘，平，滋补肝肾，润肠。

配伍：配桑叶，名桑麻丸，治肝阴血亏虚诸症。

鉴别用药：何首乌乌须发兼能养血，黑芝麻乌须发兼能润肠。

9. 龟板

甘、咸，凉，归肝、肾、心经，滋阴潜阳，消散癥瘕，以滋阴为主。

《得配本草》：血虚滞于经络，得此可解；其结邪气郁于隧道，得此可通其塞；开骨节，辟阴窍，是其所能；如谓滋阴补血，则未之有得。

注意事项：脾胃虚寒、真精冷滑者禁用。

配伍：配川芎、当归、血余炭，治难产；配枳壳，开产门；配鳖甲，烧研，治人咬伤。

鉴别用药：龟胶滋阴之功胜于龟板。

李时珍：龟鹿皆灵而寿，龟首常藏向腹，能通任脉，故取其甲，以补心、补肾、补血，以养阴也；鹿首常返向尾，能通督脉，故取其角，以补命门、补精、补气，以养阳也。鹿角胶补阴中之阳，通督脉之血；龟板胶收孤阳之汗，安欲脱之阴，且滋阴补血的作用比鹿茸胶好；两胶合用，一阴一阳，名龟鹿二仙膏。

10. 鳖甲

咸，凉，归肝经，滋阴清热，软坚散结，平肝潜阳。

配伍：配青蒿，治骨蒸；配牡蛎，消积块。

鉴别用药：龟板偏于入肾滋阴，补益之力大于鳖甲；鳖甲偏于入肝退热，散结之力大于龟板；两者配伍，治阴虚发热诸症。

牡蛎偏于化痰结，消瘰疬；鳖甲偏于除胁满，散疟母。

11. 女贞子

甘，平，养阴益精，平补肝肾，除虚热，乌须发，聪耳目。本品性质平和，补阴而不腻滞，适于久服，为一味清补之品。

鉴别用药：制首乌性微温，补肝肾，乌须发，偏走血分；女贞子性微凉，补肝肾，乌须发，兼清气分。

12. 旱莲草/墨旱莲

甘、酸，寒，补肝肾阴，兼凉血止血。

注意事项：胃弱便溏、肾气虚寒禁用。

配伍：配女贞子名为二至丸，常用于肝肾阴虚，头发早白、脱发等，也可在为丸时加桑椹汁。

鉴别用药：墨旱莲偏于补肾滋阴止血；红旱莲偏于凉血化瘀清热。

13. 桑椹

甘，凉，滋阴补血。

桑椹膏滋补肝肾，聪耳明目。

14. 枸杞子

甘，平，归肝、肾、肺经，滋补肝肾，益精明目，润肺。补肝经之阴，益肾水之阳。

配伍：枸杞子配菊花，治肝肾不足之头晕目眩。

【附】其根名地骨皮。

第十八节　收涩药

一、止泻药

收敛止泻有诃子，乌梅五味五倍子；

铁矿禹粮石榴皮，肉蔻米壳赤石脂。

1. 诃子

苦、酸、涩，平，归肺、大肠经，涩肠，敛肺，下气，化痰，利咽，开音。苦以泄气消痰，酸以敛肺降火；敛肺清火开音宜生用，涩肠止泻宜煨用。

注意事项：咳嗽初起、肺与大肠实热者禁用。

配伍：诃子配桔梗、甘草，名诃子汤，能利咽开音，可治失音不能言语。

2. 乌梅

酸，平，敛肺，涩肠，止血，生津止渴，驱蛔止痛。

生津止渴、涩肠、敛肺时，去核生用；止血时炒炭用。夏日煎乌梅汤饮用，可生津清热，消暑解渴。

配伍：乌梅配甘草，生津止渴；配黄连，治热痢诸药不愈；配益母草，治赤白杂痢困重者，白痢干姜汤下，赤痢甘草汤下。

【附】前人经验对腹痛怀疑为虫痛者，可用乌梅煎汤内服，如疼痛明显减轻者，可诊断为虫病，在农村一时找不到乌梅，可用醋半碗饮之。

3. 五味子

酸，温，敛肺，补肾，养心，敛汗，生津止渴，涩精止泻。收耗散之金，滋不足之水，敛虚汗，解酒毒。夏月宜常服，以泻火而益金。

配伍：配吴茱萸，名五味子散，治五更泻。对肝炎恢复期转氨酶高而久不恢复者，用本品降转氨酶有一定的效果。

4. 禹余粮

甘、涩，平，涩肠止泻，收敛止血。

配伍：禹余粮配赤石脂，治大肠咳，嗽即遗矢。

鉴别用药：《本草求真》：禹余粮功与赤石脂相同，而禹余粮之质，重于石脂，石脂之温，过于余粮，不可不辨。

5. 石榴皮

酸、涩，温，涩肠止泻，杀虫。

6. 肉豆蔻

辛，温，燥脾，暖胃，行气，涩肠。用于温胃行气、开胃进食时，用量宜轻；用于温脾止泻时，用量宜重。

配伍：配木香，下气消胀；配补骨脂，运谷气。

鉴别用药：益智仁与肉豆蔻均能燥脾，但益智仁偏用于脾湿多涎，并能补肾缩小便而治遗尿；肉豆蔻偏用于脾虚泄泻，并能温胃行气。

补骨脂温补肾阳而治肾虚寒所致的大便溏泻；肉豆蔻温脾燥湿而治脾虚寒所致的肠滑泄泻。

《得配本草》：盖脾本湿，虚则燥，然其燥有二：如夏火灼干之燥，如秋凉清肃之燥，火盛以致燥者，当用水润之，生熟地、麦冬之类是也，寒肃以致燥者，宜假火蒸之，肉豆蔻、附子之类是也。

7. 罂粟壳

酸、涩，平，有毒，敛肺，涩肠，止痛。用量 3～10g，止咳宜蜜炙，止泻、止痛宜醋炒。

朱丹溪：此是收后药，要先除病根。

注意事项：湿热泻痢、痰嗽，凡初起者禁用。

配伍：配乌梅，治久嗽自汗；配乌梅、大枣，治水泻不止；配乌梅、陈皮，治热痢便血；配厚朴，治久痢不止；配槟榔，治小儿赤白痢。

8. 赤石脂

甘、酸、涩，温，涩肠止泻_{常配禹余粮}，止血，外用收敛生肌、敛疮。入大肠血分固脱。

《本草纲目》：催生下胞。有人患饮，诸药不愈，服此一斤即愈。《经疏》：其他涩药轻浮，不能达下，惟赤石脂体重而涩，直入下焦阴分，故为久痢泄癖要药。

本品有保护胃肠黏膜的作用。

配伍：配干姜、粳米，名桃花汤，治脾胃虚寒久痢不愈；配补骨脂，治经水过多；配牡蛎，治小便不禁；配蜀椒、附子，治心痛彻背。

鉴别用药：花蕊石酸涩止血，偏治咳血；赤石脂酸涩止血，偏治于崩漏、便血。

二、止汗药

止汗糯稻麻黄根，小麦有浮也有实。

1. 糯稻根须

甘，平，益胃生津，止汗退热。

2. 麻黄根

甘，平，止汗。本品能引补气药到达卫分，固腠理而止汗。

麻黄根配煅牡蛎，善止汗。

3. 浮小麦

甘，凉，止汗，益气，除热。煎服 15～30g。

小麦：甘平，益气养心除烦。可用于脏躁病 甘麦大枣汤，用量 30～60g。

鉴别用药：麻黄根固腠理而止汗；浮小麦去心经虚热而止汗；小麦养心除烦，无止汗作用。

三、涩精缩尿止带药

涩精缩尿止带下，覆盆莲子金樱子；

桑海螵蛸均有功，还有山茱和芡实。

1. 覆盆子

甘、酸，微温，补肝肾，固精，缩尿。既有补益之功，复多收敛之义。

寇氏：服之当覆其溺器，故名。李士材：强肾无燥热之偏，固精无凝涩之害，金玉之品也。

配伍：配益智仁，治小便频数；配补骨脂，治阳事不起。

2. 莲子

甘、涩，平，养心，健脾，补肾，固精止泻。莲子气禀清芳，味得中和，甘温而涩，脾家药耳，中和则上下安养。

莲子肉养心健脾；莲子心清泄心热；莲房炭止血；莲须涩精固肾；荷叶清暑升阳利湿。

莲子色黑而沉水者为石莲，清心除烦，开胃进食，专治噤口痢。

配伍：石莲子配茯苓、菟丝子，名茯菟丸，能补肾固精缩尿，治肾虚遗精、白浊或尿有余沥之症。

鉴别用药：芡实、莲子均为甘平固涩，健脾补肾之品，但芡实偏用于固肾涩精，莲子偏用于养心健脾。

3. 金樱子

酸、涩，平，补肾秘气，涩精缩尿固肠。

配伍：配人参、熟地，治精从便出；配芡实、莲子，治阴虚作泻。

鉴别用药：莲须清心固精，金樱子秘肾气固精；有梦而遗精者选用莲须，无梦而滑精者选用金樱子。

4. 桑螵蛸

甘、咸，平，补肾助阳，固精缩尿。

鉴别用药：桑螵蛸固肾而缩小便；益智仁补脾肾，涩精，缩小便，兼能摄涎唾；覆盆子补肝肾，固精气，性味酸涩而缩小便；乌药温膀肾冷气，顺膀肾逆气而治小便频数。

5. 海螵蛸/乌贼骨

咸、涩，微温，通血脉，活经络，祛寒湿，补肝血，兼止血，止带，固精，制酸。

配伍：海螵蛸配白芷、血余炭，名白芷散，治妇女赤白带下。

《内经》记载乌贼骨、茜草为末，以雀卵为丸，用鲍鱼汤送服，治女子伤肝，血枯经闭之证。

近年报道海螵蛸配白及、贝母、甘草等乌贝散/乌及散，为粉末冲服，治溃疡病出血。

鉴别用药：龙骨收涩呆滞，乌贼骨则收敛之中兼有活血之力。

桑螵蛸偏于补肾气，常用于固肾精，缩小便；海螵蛸偏于补肝血，常用于止崩带，疗腹痛；两者配伍，能固精止带，止血缩尿。

6. 山茱萸

酸，微温，补肝肾，涩精，止尿频，敛汗益阴。收少阳之火，滋厥阴之液。

配伍：山茱萸配五味子、人参，治汗大出而气阴虚脱者；配木香，滋阴理气，酸收辛散，治四肢坚如石。

鉴别用药：五味子偏于敛肺经耗散欲绝之气，收肾脏耗散欲失之元阳；山茱萸偏于滋肝肾不足之阴，敛阴阳欲绝之汗。

7. 芡实

甘、涩，平，补脾，益肾，去湿固精。

配伍：配菟丝子，实大便；配金樱子，名水陆二仙丹，治肾虚精关不固之梦泄遗精。

第十九节　其他药

1. 马钱子

苦，寒，有毒，通络散结，消肿定痛。外用适量，内服0.3～0.9g，作丸散服。

《医学衷中参西录》：开通经络，透达关节之力，远胜于它药。

2. 守宫/壁虎/天龙

咸，寒，有小毒，散结止痛，祛风定惊。内服煎汤2～5g，研末吞服每次1～1.5g。

3. 露蜂房

甘，平，有毒，攻毒，杀虫，祛风。驱肝风毒犯于胃，治外疡毒根于脏。内服6～12g，研末1.5～3g。

配伍：配川椒，名局方如神散，治牙痛、牙龈松动，连颊浮肿者。

4. 蛇床子

辛、苦，温，温肾壮阳，散寒祛风，燥湿杀虫。内服3～10g，煎汤服或入丸散，外用15～30g，水煎洗或研末敷。

配伍：蛇床子配五味子、菟丝子，能温肾壮阳固精，治阳痿及宫冷不孕之证；配乌梅，洗阴脱阴痛；配白矾，煎汤洗治妇人阴痒。

5. 徐长卿

辛，温，祛风止痛、止痒。

本品芳香，入煎剂不宜久煎。

6. 夜明砂/蝙蝠矢

辛，寒，清肝明目，活血消积。

7. 海马

甘，温，补肾壮阳，调气活血。

8. 鲤鱼

甘，平，下水气，利小便。

刘河间：鲤之治水，鸭之利水，所谓因其气相感也。

第三章　经典节选与方药

第一节　《内经》节选与方药

《素问·阴阳应象大论》：阴阳者，天地之道规律也，万物之纲纪总为纲，周为纪，变化物生谓化，物极谓变之父母，生杀之本始阳来则生，阳去则死，神明之府也。治病必求于本求人生之阴阳，而非疾病之本源。

寒极生热，热极生寒。寒气生浊，热气生清。清气在下，则生飧泄；浊气在上，则生䐜胀胸膈胀满。此阴阳反作，病之逆从也。

壮火亢盛之火之气衰，少火生理之阳气之气壮，壮火食消蚀气，气食伺少火，壮火散气，少火生气。

阴胜则阳病水胜则火灭，阳胜则阴病火胜则水干。阳胜则热，阴胜则寒《素问·通评虚实论》：邪气盛则实，精气夺则虚。。

阴在内，阳之守也；阳在外，阴之使也。王冰：阴静，故为阳之镇守；阳动，故为阴之役使。

邪风之至，疾如风雨，故善治者治皮毛，其次治肌肤，其次治筋脉，其次治六腑，其次治五脏。治五脏者，半死半生也。《难经》：损其肺者，益其气；损其心者，调其营卫；损其脾者，调其饮食，适其寒温；损其肝者，缓其中；损其肾者，益其精。

天地者，万物之上下也；阴阳者，血气之男女也；左右者阴自左上，阳自右下，阴阳之道路也；水火者，阴阳之征兆也；阴阳者，万物之能本始也。

故曰：病之始起也，可刺而已；其盛，可待衰而已。故因其轻而扬之，因其重而减之，因其衰而彰之。张景岳：轻者浮于表，故宜扬之，扬者发散也；重者实于内，故宜减之，减者泻下也；衰者气血虚，故宜彰之，彰者补之益之也。形不足者，温之以气；精不足者，补之以味。张景岳：形不足者，阳之衰也，非补气不足以达表而温之，参芪之属也；精不足者，阴之衰也，非补味不足以实中而补之，龟鳖之属也。其高者，因而越之吐之；其下者，引而竭之尽也；中满者痞满大实坚之谓，泻之于内；其有邪者，渍形以为汗；其在皮者，汗而发之。其慓悍者邪气之急暴，按而收之，其实者，散而泻之表实则散，里实则泻，表里兼治，散泻并行是也。审其阴阳，以别柔刚，阳病治阴壮水之主，以制阳光，阴病治阳益火之源，以消阴翳。定其血气，各守其乡，血实宜决之，气虚宜掣引之。

《素问·至真要大论》：谨察阴阳所在脉证之阴阳而调之，以平为期恢复人体相对平衡状态，正者正治逆者正治，反者反治从者反治。

风淫于内，治以辛凉风乃木气，金能胜之，故治之以辛凉，佐以苦恐其伤气，故佐以苦甘，以甘缓之肝苦急，急食甘以缓之，以辛散之木喜条达，故以辛散之。叶天士：内风皆阳气所化，治宜和阳息风。热气散为热，如白虎汤证，气聚为火，如承气汤证淫于内，治以咸寒热为火气，水能胜之，佐以甘苦防咸之过，且以泻热之实也，以酸收之热散于诸经，如生脉散之用五味子，以苦发之热结不散，如泻心汤之用芩、连是也。湿淫于内，治以苦热湿为土气，燥能除之，佐以酸淡酸从木化，制土者也，因酸以护津，淡能渗湿，以苦燥之脾苦湿，急食苦以燥之，以淡泄之淡能利窍也。东垣治腹泻用风药，如羌活、防风之类，以风能胜湿，别具一格也。**火气聚为火淫于内，治以咸冷**寒以胜热也，**佐以苦辛**苦能泻，辛能散，火郁则发之，**以酸收之**热散于诸经，**以苦发之**热结而不散。**燥淫于内，治以苦温**燥为金气，火能胜之，如杏苏散之类，**佐以甘辛**甘辛亦温也，**以苦下之**燥在肠，如麻仁丸治脾约是也。刘炳凡：燥在肺宜清，如清燥救肺汤之类。**寒淫于内，治以甘热**土能制水，热能胜寒，**佐以苦辛**苦辛亦热品也，**以咸泻之**伤寒内热者，**以辛润之**肾苦燥，以辛润之，**以苦坚之**肾欲坚，以苦坚之。此六淫主治各有所宜，故药性宜明而施用贵审也。

厥阴司天巳亥年，**风淫所胜，平以辛凉**厥阴气未为盛热，**佐以甘苦**恐伤气，苦胜辛，甘益气，**以甘缓之**肝苦急，**以酸泻之**肝主疏泄，以辛补之，以酸泻之。**清反胜之**肝气不足，肺金胜之，**治以酸温**酸入肝，同气相投，温以制肺金，**佐以甘苦**甘缓肝急，苦以温金。

少阴司天子午年，**热淫所胜，平以咸寒**热为火邪，水能胜之，**佐以苦甘**甘胜咸，以防咸过；苦能泄，去热之实，**以酸收之**热盛于经而气不敛。**寒反胜之**心火不足，肾水胜之，**治以甘温**甘能胜水，温能制寒，**佐以苦酸辛**寒得苦而温，得辛而散；心苦缓，急食酸以收之。

太阴司天丑未年，**湿淫所胜，平以苦热**苦能燥湿，温能温化，**佐以酸辛**酸从木化，木能制土；辛胜酸，以防酸之过，**以苦燥之**脾苦湿，急食苦以燥之，**以淡泻之**淡能利窍。**湿上甚而热**湿热，**治以苦温**苦以泄热，温以行湿，**佐以甘辛**甘以和中，辛以散郁，**以汗为故而止**湿热之在上，以微汗而止。**热反胜之，治以苦寒**苦寒祛热，**佐以苦酸**热盛则亡阴。

少阳司天寅申年，**火淫所胜，平以咸冷，佐以苦甘**苦能泻火之实，甘能缓火之急，**以酸收之**火盛而散越，**以苦发之**火郁而留伏者，以酸复之发去火，未免伤气。寒反胜之，治以甘热，佐以苦辛。

阳明司天卯酉年，燥淫所胜，平以苦温燥为金气，温能胜之，苦能从火化，佐以酸辛酸能生津，辛能润燥，以苦下之燥结不通，邪实于内。热反胜之火克金，治以辛寒润燥散热，佐以苦甘泻火生金。

太阳寒水司天辰戌年，寒淫所胜，平以辛热散寒，佐以甘苦胜水，以咸泻之水之正味，其泻以咸。热反胜之，治以咸冷抑火，佐以苦辛苦泄辛散。

厥阴在泉寅申年，风淫于内，治以辛凉，佐以甘苦，以甘缓之，以辛散之肝欲散，急食辛以散之。清反胜之，治以酸温，佐以甘苦，以辛平之肝欲散，以辛补之。

少阴在泉卯酉年，热淫于内，治以咸寒，佐以甘苦，以酸收之，以苦发之热郁于内而不解者。寒反胜之，治以甘热，佐以苦辛，以咸平之。

太阴在泉辰戌年，湿淫于内，治以苦热，佐以酸淡。热反胜之，治以苦冷抑火，佐以咸甘咸制热，甘补土，以苦平之。

少阳在泉巳亥年，火淫于内，治以咸冷，佐以苦辛，以苦发之。寒反胜之，治以甘热，佐以辛苦，以咸平之。

阳明在泉子午年，燥淫于内，治以甘辛，以苦下之肺苦气上逆，急食苦以泄之，用酸补之，辛泻之。热反胜之，治以辛寒，佐以苦甘，以酸平之，以和为利。

太阳在泉丑未年，寒淫于内，治以甘热，佐以苦辛，以咸泻之，以辛润之，以苦坚之肾苦燥，急食辛以润之；肾欲坚，急食苦以坚之。热反胜之，治以咸冷，佐以甘辛，以苦平之。

帝曰：气有多少，病有盛衰，治有缓急，方有大小，愿闻其约奈何？岐伯曰：气有高下，病有远近，证有中外，治有轻重缓者治宜轻，急者治宜重，适其至所为故也必及于病至之所，而不可过，亦不可不及也。大要曰：君一臣二，奇之制也奇者阳数，单方也；奇方属阳而轻；君二臣四，偶之制也偶者阴数，复方也；偶方属阴而重；君二臣三，奇之制也；君二臣六，偶之制也。故曰：近者在上为阳奇之，远者在下为阴偶之。汗者不以偶阴沉不能达表，下者不以奇阳升不能降下。补上治上制以缓恐其下迫也，补下治下制以急恐其中留也，急则气味厚，缓则气味薄，适其至所，此之谓也。刘炳凡："如古方倒换法，药只二味，小便不利，倍用荆芥，因其气味薄以宣肺；大便秘结，倍用大黄，因其气味厚以通肠，则适其病至之所而治得其要矣。"是故平气之道，近而奇偶，制小其服也；远而奇偶，制大其服也。大则数少数少则分两重，小则数多数多则分两轻。多则九之，少则二之若病近而大其制，则药胜于病，是谓诛伐无过；病远而小其制，则药不及病，亦犹风马牛不相及尔。奇之不去，则偶之，是谓重方复方；偶之不去，则反佐以取之。所谓寒热温凉，反从其病也。

诸风掉摇也眩运也，皆属于肝木。肝风偏指内风而言，属实者为肝风化火上扰，属虚者为肝阴血不足，筋失所养，临床上实下虚者也屡见不鲜。至于掉眩的病机，尚有上虚、痰饮、出血过多、肾阳衰弱而浊阴上逆等之别，如仲景治心下悸、头眩、身瞤动，振振欲擗地的真武汤证。诸痛痒疮疡，皆属于心火。心主血，为营血之本，营气逆于肉里，乃生痈肿；热甚则疮痛，热微风多则疮痒。治温热者疮，汗之则疮已，完素治风热疮疥久不愈者，主用防风通圣散；痒症属风，治风先治血，血行风自灭，或凉血祛风，或养血息风。又风无湿不恋，注意用药之伏主先因。诸湿肿浮肿满胀满，皆属于脾。脾主运化，输布津液，津液不运，停于表则肿，停于里则胀。张景岳认为诸湿肿满等症，虚实皆属于脾，临证应细参。诸气膹喘急郁痞闷，皆属于肺气。肺之虚实皆可致喘，喘虽发于肺，然实非独肺也。如张仲景治支饮不得息，面如重枣，脉实苔黄，用葶苈大枣泻肺汤；治咳而上气，其人喘，目如脱状，脉浮大者，用越婢加半夏汤。又太阴腹胀之喘满，先胀后满；肾虚不纳气之喘满，动则加重，能俯不能仰，均非肺本病，宜索其病因而治之。**诸寒收**收缩引拘急，**皆属于肾**阳。寒在外则四肢厥冷而屈伸不利，寒在内则腹里拘急而痛剧。如张仲景治手足厥寒，脉细欲绝者，用当归四逆汤；若其人内有久寒，腹中拘痛，加吴茱萸、生姜。又里寒而气血凝滞，筋脉挛急，用桂附理中汤，卫外阳虚，四肢麻痹，用黄芪桂枝五物汤，加附子、姜黄、桑枝等；如阳不虚，津液少而手足腹里拘挛，宜芍药甘草汤。以上五条宜与风胜则动、热胜则肿、湿胜则濡泻、燥胜则干、寒胜则浮相参。**诸痿**筋肉脉骨痿喘呕，**皆属于上**肺胃。肺热叶焦，发为痿证，秋金旺则雾气蒙郁而草木萎落，病之象也，萎犹痿也。然肺热叶焦，津不自生，必借胃纳脾运，脾气散精上归于肺，故有治痿取阳明治本之法。叶天士用养胃汤滋土以治痿，取阳明之意也；东垣治痿，着眼于胃热脾湿，所用二妙散，为湿热化燥致痿之正药；丹溪治痿，着眼于肝肾，属阴虚湿热成痿，所用虎潜丸宜久服，与东垣治湿热成痿之初，所用清燥汤，取上下分消而保护气液不同，是始为热中，末传寒中，久病及肾，治病治人之义也；又汪石山治一老人痿厥，屡用虎潜丸不愈，后加附子而愈，为治痿之变法，可用于治肝肾不足，久治不愈而阴损及阳，两足常感冷者。**诸厥**昏厥逆冷**固**二便不通**泄**二便不禁、遗精遗尿，**皆属于下**下焦肝肾。又肺与大肠相表里，导水必自高源，以上窍开则下窍泄。张仲景有遗尿，小便数，以上虚不能制下，此为肺中冷，宜甘草干姜汤以温之的条文。《内经》亦云中气不足则溲便为之变（宜补中益气汤以调之），皆下病上取之法，活法在人，视证应从整体考虑。**诸热**高热瞀神志昏闷瘛抽搐、筋脉拘急，**皆属于火**。盖邪热伤神则瞀，亢阳伤血则瘛，多由火邪侵入营血，逆传心包所致，治宜凉开三宝。小儿惊风，高热抽搐，轻者银翘散加蝉蜕、僵蚕、全蝎、钩藤，重者用羚角钩藤汤化裁治之；又小儿感受暑风，发热不退，肢搐体重，目斜口歪，可用黄土一石，捣细摊于凉地，上铺荷叶，再用蒲席与儿枕，待热退惊定，方可抱起，此湿气郁遏之热，故不用安宫牛黄丸。如妇人产后病痉、郁冒，皆虚非火。中风而出现瘖痪，其多因肝风、痰阻、瘀血、腑实、气虚等，非独火之过，常须识此，勿令误也。**诸禁口噤不开鼓**鼓颔**栗**寒战，**如丧神守**烦躁不安，**皆属于火**。此火极似水，热极生寒，临证尚须验其舌脉、胸腹之灼热、小便之色泽等以鉴别之；宜开发上焦以升越阳气，如凉膈散，或通泻中焦以降内热，如三一承气汤，如伤寒脉滑而厥者，里有热也，白虎汤主之也。**诸逆气逆冲上，皆属于火**火性炎上。人体诸脏诸经皆有气逆，而临证又有寒热虚实之分，此条不可拘执。**诸燥**烦躁躁动**狂**言语失常，举止妄动**越**逾越常度，登高而歌，**皆属于火**。热盛于外，则肢体躁扰，热盛于内，则神志躁烦；狂临床有阳明腑实谵语、痰热扰心等实证，五志化火等虚证；然躁与烦不同，烦者心中烦，为内热也，躁者身体手足躁扰，或裸体不欲近衣，或欲投井中，为无根之外热，宜附子理中汤、四逆辈热药冷服以投之，若投凉药，则顷刻喘汗外脱而死。尤在泾："狂证未有不从惊而得者，龙齿最能安定；狂证未有无痰者，惊则气逆，逆则痰聚；狂证未有无火者，火性炎上，故登高而歌，弃衣而走，黄连能泻心火；病属阳明，故用大黄以泻之，釜底抽薪法也。"**诸病胕肿**浮肿，病机为阳气郁滞、水邪泛滥，**疼痛酸胀惊恐骇怕，皆属于火**阳实于外，火在经也。刘完素治结阳证，四肢肿满，热郁不散，或毒邪攻注，大便秘涩，犀角汤（柴胡、升麻、麦冬、射干、木通、芒硝、甘草）主之。胕同跗，足背也。下肢丹毒流火可见此证，丹溪用生地、黄柏、苍术、牛膝以凉血、清热、燥湿，王孟英以知柏、赤芍、银翘、荆防清热解毒、凉血疏风，如系脱疽，可用四妙勇安汤养阴活血，清热解毒。又湿热痹证者，见皮肤红肿关节酸痛，遵痹证之法；关节酸痛，脉浮身重，汗出恶风，属卫阳不足，水湿内停，主防己黄芪汤，病同而治异也。**诸胀满腹大暴腹胀大，皆属于热**。张仲景："腹胀时减，复如故，此为寒，当与温药。"李东垣："大抵寒胀多，而热胀少。"**诸病有声，鼓**以手叩腹之如**鼓**叩之有声，**皆属于热**阳气所逆。与上条相参。雄鸡矢白微寒，泻下颇峻，治暴腹胀大，用之多效，予香砂六君子善后。其与臌胀不同，臌胀治法主要为损其肝者缓其中。**诸转**转筋反戾拘挛，**水液**小便浑浊黄赤不清如膏，**皆属于热**。转筋属血热者，用四物汤加黄芩、红花等；如伤暑霍乱而为转筋，热之属也，宜芍药甘草汤之类；如寒湿中脏而为霍乱转筋，寒之属也，宜附子理中汤加木瓜之类。小便黄赤，盛暑汗多，赤涩短少，宜益元散、生脉散之类；如表寒诱发内热，中外郁结，燥而无汗，口渴尿赤，完素用石膏、知母、滑石、甘草、葱豉之辛凉重剂；湿热相搏，易致身黄发热，完素从"肝热病者，小便先黄"中悟出湿热郁结在里，不待黄疸出现，先给予栀子柏皮汤，对防治传染性肝炎，用茵陈田基黄汤有启发；水液浑浊，小便黄赤临证也可见到阴虚内热、中气不足等证。**诸呕吐酸**热郁所致，**暴注泻下**迫里急后重，**皆属于热**。治吐酸，完素提出热郁致酸的论点；东垣认为杂病醋心，浊气不降，欲为中满，寒药岂能治之乎？丹溪认为吞酸者，湿热郁积于肝，而伏于肺胃之间，治从左金丸，然必以炒黄连为君，以清胃热，而反佐吴茱萸，顺其性而折之。**诸暴强**也强筋骨不能自主**直**手足僵硬，不能屈伸，**皆属于风**。临证与热极生风、破伤风、羊痫风参合，治宜羚角钩藤汤、止痉散、芍药甘草汤等；又羊痫风属病久体虚者，常以归脾汤加石菖蒲，配合白金丸内服，以控制发作。**诸痉**劲直反张**项强**颈项强直，**皆属于湿**。河间认为湿兼风化，景岳认为湿兼寒化，薛生白认为湿热侵入经络脉隧中，然绝不是痉病都是由湿而引起。**诸病水液**人体各种排泄物，**澄澈**透明而不浑浊也**清冷**，**皆属于寒**。与水液浑浊对看。鼻涕清稀者，多属外感风寒；痰液清稀而多者，多属寒痰冷饮；呕吐清水者，多属胃寒；尿清长而夜多者，多属肾阳虚；大便鹜溏，多属寒湿；久泻不止，与脾肾阳虚有关；白带清冷，月经色淡，多与宫寒有关。凡黏、稠、浊、浓、黄、腐臭、红紫、浑浊等皆属热。**诸涩枯**不荣无水液，干不滋润**劲**不柔和**皴揭**皮肤开裂，**皆属于燥**。（《原病式·六气为病·燥类》）由风胜湿为燥者，寒月甚而暑月衰，因寒闭而热纵也；沈目南认为燥病属凉，谓之次寒，治宜杏苏散；喻嘉言认为风热胜湿为燥，从温而论，治宜清燥救肺汤；叶天士认为上燥治气，下燥治血，治宜加减复脉汤，肺肾同治。**谨守病机**病变所由出也，**各司其属**病之因位性，**有者**实证求之，**无者**虚证求之，**盛者责之**泻其盛气，责其有也，**虚者责之**培其衰气，责其无也，**必先五胜**亢是害的原因，乘制是克服亢的方法，**疏其血气，令其调达，而致和平**强调整体调节，**此之谓也。**

五味入胃，各归所喜，故酸先入肝，苦先入心，甘先入脾，辛先入肺，咸先入肾，久而增气，物化之常也。气增而久，夭之由也。偏味过久，而气增，致脏气偏胜，故有此失。
刘炳凡：此言气味不可偏用，四时有寒热温凉之气，五脏有酸苦甘辛咸之味，四气五味，皆当和调而用之，若偏用则有偏胜之患矣。

帝曰：善。五味阴阳之用何如？岐伯曰：辛甘发散为阳，酸苦涌泄为阴，淡味渗泄为阳。六者，或酸收或辛散，或甘缓或酸急，或苦燥或辛润，或咸软或苦坚，以所利而行之，调其气，使其平也。

岐伯曰：有毒无毒，所治为主，适其大小为制也。帝曰：请言其制。岐伯曰：君一臣二，制之小也；君一臣三佐五，制之中也；君一臣三佐九，制之大也。寒者热之，热者寒之。微者逆之正治，甚者从之反治。坚者削之，客者除之，劳者温之，结者散之，留者攻之，燥者濡之，急者缓之，散者收之，损者益之，逸者行之，惊者平之，上之吐下之泄，摩之浴之，薄之追其隐藏劫之夺其强盛，开之发之，适事为故。

帝曰：何谓逆从？岐伯曰：逆者正治，从者反治，从少从多，观其事也。

帝曰：反治何谓？岐伯曰：**热因寒用**寒盛格热，热不得入，则以热药冷服，**寒因热用**大热在中，乃以寒药热服，**塞因塞**

用，通因通用，必伏其所主制病之本也，而先其所因求病之由也，其始则同，其终则异，可使破积，可使溃坚塞因塞用，则正气自强，可使气和，可使必已通因通用，则邪不能容。诸寒之而热者取之阴，热之而寒者取之阳。壮水之主，以制阳光；益火之源，以消阴翳。

帝曰：病之中外何如？岐伯曰：从内之外者，调其内内为本，如东垣甘温除大热；从外之内者，治其外外为本，如风寒外束，郁而为热，即属此类。从内之外而盛于外者，先调其内而后治其外如伤寒二三日，心中悸而烦者，小建中汤主之；从外之内而盛于内者，先治其外而后调其内如喘家作，桂枝加厚朴、杏仁佳。中外不相及，则治主病如止内有病而不感外邪，或止感外邪而内无病，则当治其主病焉。调气之方，必别阴阳，定其中外，各守其乡，内者内治，外者外治，微者调之，其次平之，盛者夺之，汗之下之邪气甚者，当攻而取之，如甚于外者汗之，甚于内者下之，寒热温凉，衰之以属，随其攸利凡宜寒宜热，当各求其属以衰之，惟随其所利而已。《孙子兵法》：兵无常势，能因敌变化而取胜者，谓之神。兵有常理，而无常势，兵有常理者，击虚是也，无常势者，因敌以应变也。

《素问·藏气法时论》：肝苦急血燥故急，急食甘以缓之。肝欲散木喜条达，急食辛以散之，以辛补充之，以酸泻之以散为补，以敛为泻。心苦缓缓则散逸，急食酸以收之。心欲软，急食咸以软之，以咸补之咸入肾，水克火，心以下交于肾为补，以甘泻之脾土制水。脾苦湿，急食苦以燥之。脾欲缓，急食甘以缓之，以甘补之，以苦泻之。肺苦气上逆火克金，急食苦以泻之。肺欲收，急食酸以收之，以酸补之，以辛泻之。肾苦燥，急食辛以润之。肾欲坚，急食苦以坚之，以苦补之，以咸泻之。此五脏补泻之义也。

《素问·生气通天论》：阴者，藏精而起起而应之，充养表阳亟频数也；阳者，卫外而为阴精固也。阴不胜其阳，则脉流行薄搏疾，并病乃狂；阳不胜其阴，则五藏气争静，九窍不通阳失运行，郁滞为病。凡阴阳之要，阳密乃固阳为阴之卫，阴为阳之宅，两者不和，若春无秋，若冬无夏。因而和之，是谓圣度阴阳之法度。故阳强孤阳独用不能密固密，阴气乃绝。阴平阳秘，精神乃治；阴阳离决，精气乃绝。阴五脏之精之所生，本在五味，阴之五宫藏精之所，伤在五味。是故味过于酸，肝气以津过盛，脾气乃绝。味过于咸，大骨气劳，短肌，心气抑胸闷气短。味过于甘，心气喘满，色黑，肾气不衡。味过于苦，脾气不濡，胃气乃厚。味过于辛，筋脉沮坏弛，精神乃央殃。是故谨和五味，骨正筋柔，气血以流，腠理以密，如是则骨气以精。谨道如法，长有天命。

《素问·五常政大论》：病有久新，方有大小，有毒无毒，固宜常制矣病重者宜大，病轻者宜小，无毒者宜多，有毒者宜少，皆常制之约也。大毒治病，十去其六；常毒治病，十去其七；小毒治病，十去其八；无毒治病，十去其九无毒之药，性虽和平，久而多之，则气有偏胜；谷肉果菜，食养尽之培养正气而余邪自尽矣，无使过之，伤其正也。必先岁气，无伐天和故治病者，必明天时地理，阴阳胜复之机；无盛盛，无虚虚，而遗人夭殃，无致邪，无失正，绝人长命大实有羸状，误补益疾；至虚有盛候，反泻含冤。

《素问·标本病传论》：知标本者，万举万当，不知标本，是谓妄行。刘炳凡：病之先受者为本，病之后变者为标。分言之则标本异形，合言之则标出于本。如感受风寒，寒为发热之本，头痛为发热之标，解其恶寒（本），则发热头痛（标）皆止。

病发而有余，本而标之，先治其本，后治其标病发的脏腑为太过，必然会侮及其他脏腑，此为由本传标，先治其本，如肝邪犯胃，治应泻肝安胃；**病发而不足，标而本之，先治其标，后治其本**病发的脏腑为不足，必然会受到其他有关脏腑的乘侮，此为由标传本，如见肝之病，知肝传脾，当先实脾。**谨察间言**病之轻**甚言**病之重，**以意调之，间者并行，甚者独行**病重者难容杂乱，非简要之药不能治，故曰独行，盖治不精专，为法之大忌。张景岳：邪以正为本，欲攻其邪必顾其正，阴以阳为本，阳存则生，阳尽则死。刘炳凡：治标在于疾速，治本在于持重，以其符合标本缓急之规律也。

《素问·六元正纪大论》：**木郁达**疏达之，**火郁发**解散升扬之，**土郁夺**在上则吐，在下则泻之，**金郁泄**解表破气通便之，**水郁折之**养气可以化水，治在肺也；实土可以制水，治在脾也；壮火可能胜水，治在命门也；自强可以帅水，治在肾也；分利可以去水，治在膀胱也。**妇人重身**怀孕，**毒之何如？岐伯曰：有故无损，亦无损也**如素禀虚弱，足冷，少腹如扇状，用芩、术则坠，用姜、附则安。……**大积大聚，其可犯也，衰其大半而止，过者死。**

《素问·汤液醪醴论》：**平治于权衡，去宛陈莝**除去郁积，推动陈腐。……**开鬼门**汗孔，**洁净府**膀胱，**精以时服**行也；**五阳**五脏之阳**已布，疏涤五脏，故精自生，形自盛，骨肉相保，巨气**正气**乃平。**刘炳凡：肾主水，水须何法以平之。然肺金生于脾，肾水制于土，故治肿胀者，其标在肺，其本在肾，其制在脾。故求肺脾肾三脏，随盛衰而治得其平，是为权衡之道也。

《素问·评热病论/遗篇·刺法论》：**邪之所凑，其气必**

虚。正气存内，邪不可干。

《素问·四气调神大论》：不治已病治未病；不治已乱治未乱……。夫病已成而后药之，乱已成而后治之，譬犹渴而穿井，斗而铸锥，不亦晚乎？

第二节　各家节选与方药

《伤寒明理论》：伤寒邪在表者，必渍形以为汗；邪在里者，必荡涤以为利；其于不内不外，半表半里，既非发汗之所宜，又非吐下之所对，是当和解则可矣。

《汤液本草》：汤者荡也，去大病用之；散者散也，去急病用之；丸者缓也，舒缓而治之也。又：血虚以人参补之，阳旺则能生阴血也。

《明医杂著》：治暑之法，清心利小便最好。

《本草纲目》：药有相须者，同类而不可离也；相使者，我之佐使也；相恶者，夺我之能也；相畏者，受彼之制也；相反者，两不可合也；相杀者，制彼之毒也。

《证治准绳》：善治痰者，不治痰而治气，气顺则一身之津液亦随气而顺矣。

《景岳全书》：善补阳者，必于阴中求阳，则阳得阴助而生化无穷；善补阴者，必于阳中求阴，则阴得阳升而泉源不竭。五脏之病，虽具能生痰，然无不由乎脾肾。善治痰者，惟能使之不生，方是补天之手。

《广瘟疫论》：寒热并用之谓和，补泻合剂之谓和，表里双解之为和，平其亢厉之谓和。

《温热论》：热病救阴犹易，通阳最难，救阴不在血，而在津与汗，通阳不在温，而在利小便。

《轩岐救正论》引王应震：见痰休治痰，见血休治血，无汗不发汗，有热莫攻热，喘生休耗气，精遗不涩泄，明得个中趣，方是医中杰，行医不识气，治法从何据？

《本草汇》：治实火之血，顺气为先，气降血自归经；治虚火之血，养正为先，气壮自能摄血。

《医学心悟》：论病之源，以内伤、外感四字括之；论病之情，以阴、阳、表、里、寒、热、虚、实八字统之；而论治病之方，则又以汗、吐、下、和、温、清、消、补八法尽之。一法之中，八法备焉，八法之中，百法备焉。

《临证指南医案》：暑病首用辛凉，继用甘寒，终用甘酸敛津，不必用下。

《医学源流论》：药有个性之专长，方有合群之妙用。方之与药，似合而实离也。得天地之气，成一物之性，各有功能，可以变易气血，以除疾病，此药之力也。然草木之性，与人殊体，入人肠胃，何以能如之所欲，以致其效。圣人为之制方，以调剂之……故方之既成，能使药各全其性，亦能使药各失其性。操纵之法，有大权焉，此方之妙也。煎药之法，最宜深讲，药之效不效，全在乎此。病之愈不愈，不但方必中病，方虽中病，而服之不得法，则非特无功，而反有害，此不可不知也。师其法而不泥其方，师其方而不泥其药。欲用古方，必先审病者所患之证相合，然后施用，否则必须加减，无可加减，则另择一方。

《伤寒瘟疫条辨》：伤寒里实方下，温病热胜即下，其治法亦无大异。但伤寒其邪在表，自气分而传入血分，下不厌迟；温病其邪在里，由血分而发出气分，下不嫌早。

《温热经纬》：暑伤气阴，以清暑热而益元气，无不应手取效。